U0332455

# 想瘦

## 很享受的高效减肥法

许梦然 著

天津出版传媒集团

天津科学技术出版社

**图书在版编目（CIP）数据**

想瘦 / 许梦然著. -- 天津：天津科学技术出版社，
2020.1（2023.9重印）

ISBN 978-7-5576-7123-5

Ⅰ.①想… Ⅱ.①许… Ⅲ.①减肥—基本知识 Ⅳ.
①R161

中国版本图书馆CIP数据核字(2019)第212356号

想瘦

XIANGSHOU

责任编辑：杨　譞

责任印制：兰　毅

出　　版：天津出版传媒集团
　　　　　天津科学技术出版社

地　　址：天津市西康路35号

邮　　编：300051

电　　话：（022）23332490

网　　址：www.tjkjcbs.com.cn

发　　行：新华书店经销

印　　刷：河北鹏润印刷有限公司

开本 880×1230　1/32　印张 8　字数 134 000
2023年9月第1版第2次印刷

定价：39.80元

## 序 言

# 管不住嘴，迈不开腿，还有救吗？

　　我是许梦然，加拿大滑铁卢大学的一名临床心理学家，曾经先后在加拿大两家医院的饮食障碍症门诊部和住院部工作过，现在在加拿大当地私人执业。我已经从业将近七年，擅长帮助患者管理体重和克服饮食障碍，曾帮助过上百位年龄在 18 ~ 50岁的肥胖症病人进行体重管理和饮食调节。

　　提到减肥，相信每个人都有一段心酸史：饿过肚子，累到肌肉酸痛，甚至还花了不少钱，但是效果并不理想。我们常常会遇到三大问题。

　　第一大问题：不能持之以恒。谁都知道减肥要少吃多动，但这太难了。看着好吃的不能多吃，下班回来累坏了还要逼自己运动，这不成了反人性吗？所以一次次的减肥，最后都只能维持三分钟热度，没多久就不了了之。

第二大问题：体重反弹。好不容易瘦了点儿，但是没多久就反弹回去，让人很泄气。我发现，不少朋友都是在溜溜球式减肥，也就是说体重像溜溜球一样上上下下，瘦得快反弹得也快，就是保持不住。甚至没怎么见瘦，反而越减越胖。

第三大问题：减肥的过程太受折磨、让人充满了负面情绪。减肥就像上战场一样，绷紧了神经过日子，实在太累了。比如每天都要很克制地生活，只要稍微没克制住，就会陷入深深自责。还要紧盯着体重秤，只要没看到效果，你就忍不住怀疑，是不是自己哪里做错了。这种感觉很压抑，也很煎熬。

如果你听完以上这些觉得：对对对！我就是这样子！那我要告诉你，你可能搞错了减肥的方向！

我常年做体重管理的辅导治疗和专业研究，发现很多人都陷入了一个误区，以为减肥就是少吃多动，如果坚持不下来，只能怪自己懒、没毅力。

但其实，人体具有系统的自足性，所以减肥是一个综合性的工作，你不仅需要运动学、营养学的知识，还需要医学和心理学的知识。缺乏其中任何一种知识，减肥都会很吃力。

你有没有想过为什么胖的人总是你？为什么你连做梦都想瘦，但就是很难做到？毫不夸张地说，90% 以上的肥胖以及不健康的饮食习惯，都是有着深层的心理因素的。那你又有没有想过，你知道要"管住嘴，迈开腿"，可是人非圣贤，怎么能够面对诱惑轻松地说不呢？怎么改变原来的坏习惯还不觉得委屈呢？你要了解这背后的身心规律，懂得借用身体的智慧，才能轻轻松松坚持下来。用片面的、对抗的态度来减肥，一不小心就会让努力白费。

在这本书中，我要给你一个减肥的新方向，不仅健康有效，而且非常顺应人性。

你可能接触过很多减肥方法，最常见的是吃减脂餐和学习各种健身动作。这些方法看起来好像真的是捷径，轻松有效。但是如果你尝试过就知道：减脂餐真的不好吃，而且你没那么多时间自己做饭，也没那么多精力坚持锻炼。那些看起来很好用、很容易的办法，真正做起来还是太难。结果学了新方法，却还是很快走回了老路子。而且有些方法太复杂，很难记得住，所以也逃不开三天打鱼两天晒网的结局。

这本书里我教给你的一切方法，都以简单易行作为原则。当然效果是必需的。基于认知行为疗法的体重管理方式，是国际最流行也是临床最有实证的干预手段，只是国内还很少有人知道。比如说：关于吃什么，我不会告诉你怎么忍住不吃爱吃的东西，而是怎样聪明地吃，既不发胖又不委屈自己。你也不用花很多力气去搭配营养餐，只要坚持"112"法则，通过目测体积来搭配四大基本食物群就行了。至于怎么吃，你也不用勉强自己过午不食，只需要遵守4小时极限法则，这样更符合体内血糖变化的规律，能加速新陈代谢。我甚至还会建议你每天吃一点儿零食。是不是很简单呢？

再比如关于运动，你是不是也苦恼去运动一次太耗时间，要换衣服，要到运动场地，运动一小时实际上可能要付出两三个小时的时间。在书里我会教给你不用专门抽时间，就可以在日常生活中增加运动量的方法。我还会介绍低量高频的运动原则，可以帮你每次只运动5～10分钟，一周3～5次，就能轻松瘦下来。这些方法，都经过了大量的实践证明，效果非常好。

除了有效的方法，要想成功减肥，我们还必须面对减肥动力的问题。任何方式的减肥都是持久战，所以缺乏动力永远是减肥的头号劲敌。

其实很多人在减肥中有着各种各样的误区和盲区。比如说，我们每次看到自己的赘肉，就觉得很讨厌。于是我们经常去照镜子，看自己瘦了没，胖了没，以为这样会激发斗志去减肥。可你知道吗？越讨厌自己的胖，很可能就越难瘦下来。因为身体里充满了自我嫌弃，就没有力量行动。

再比如，很多时候，我们吃得太多，可能既不是因为饿，也不是因为馋，而是因为心理需要。你是不是在心情不好的时候，就格外爱吃高糖分、高热量的东西呢？如果我们没有办法疏导自己的坏心情，就会在不知不觉中情绪化进食，这时候一心只想管住嘴巴是没有用的。

所以我会教你用四个步骤，化解在情绪推动下想吃的冲动；我会综合心理学、医学和营养学的知识，告诉你减肥的速度到底怎样最好，要多久量一次体重，怎样设置减肥目标最科学，压力大的时候应该怎样坚持减肥，怎样可以觉察并抵抗来自环境的诱惑；甚至我还会带你探讨，你是不是从内心深处真的相信自己能瘦下来，成为一个身材健美、魅力四射的人？

总之，你会得到很多颠覆性的、超实用的"干货"。面对减肥，只要掌握了正确的方法，你大可不必苦大仇深，也不用考验意志力。

　　我想你可能已经发现了，我讲的几个问题都直击核心。别看我是男性，我帮过太多人成功瘦身、克服不良饮食习惯，我很清楚真正做起来的时候你会遇到哪些困难。所以我会纵观减肥的全过程，给你许多场景性的技巧，帮你在"卡住"的第一时间，拿出方法去解决问题。比如说，怎么在吃到八分饱的时候立刻停下来？又想拖延了该怎么办？外出就餐怎样防止吃过量？

　　不管你是为了健康，还是为了自信而减肥，减肥其实只是一个手段而已。单纯盯着赘肉死磕，即使瘦下来了，你真的就能得到自己想要的东西吗？我想要给你的，不只是减肥方法，更是帮你通过减肥打开新的人生。

　　我不会吹嘘你能想变多瘦就变多瘦，也不会鼓励你追求短时间内减掉多少千克。所以如果你想要快速减肥，不要求长久的效果，那么你可能不适合本书。我希望你能收获的是：更容易坚持的减肥方法、更轻松的减肥过程、更长期的减肥效果，还有更快乐的自己。

　　我期待着见证你的蜕变，你准备好了吗？

目　录

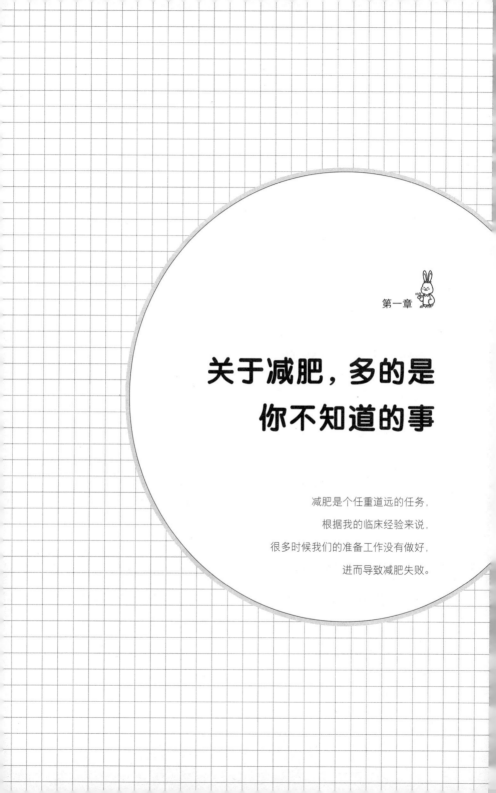

第一章

# 关于减肥，多的是
# 你不知道的事

减肥是个任重道远的任务，
根据我的临床经验来说，
很多时候我们的准备工作没有做好，
进而导致减肥失败。

## 减肥人的嘴，骗人的鬼

在这个追求颜值的时代，大家都希望自己足够瘦、足够美。有没有好身材，不仅关系健康，更关系自信。我们一年到头总有好几个摩拳擦掌要减肥的时刻，比如刚过完节假日、春暖花开要减衣服的时候、烈日炎炎遮不住肉的时候，等等。我们一次次下定决心，要把减肥计划付诸实践，恨不得下一秒就开始行动。

接下来我们并不会马上进入行动的阶段，相反，我们会用一些时间来深入认识减肥常见的误区，学习怎么制定目标和保持动力，把减肥的准备工作做好。你可能会想：为什么不能直接开始行动呢？那让我先来问你一个问题：你曾经尝试过减肥吗？你是怎么做的，结果又如何呢？

我没有办法知道你的答案，但是根据我的经验，我可以猜到：

你尝试过减肥，而且可能是很多次，甚至还为此花过不少钱，但是结果总是不令人满意。换个角度来想，我们在这本书中相遇，就是想要探寻更有效的减肥方法，不是吗？如果不了解过去的减肥失败在哪里，又怎么能在这次的减肥中成功呢？我见过五花八门的减肥方法，但是绝大多数人都逃不出溜溜球式减肥的恶性循环，也就是体重上上下下，不断反弹。

溜溜球可能是 80 后的集体回忆了，想象一下溜溜球的运动轨迹：一下子滑下来，然后再嗖的一声上去。很多人减肥也是这样：星期天满是动力，信誓旦旦从下周起要节食，可能连着好几天不吃饭不吃肉。然后周四突然有些坚持不下去了，下了班去见个好朋友，被拉着聚会逛街，逛着逛着就经不起诱惑，告诉自己"就例外一次"，然后开始胡吃海喝，既然都已经破戒了，那不如一次性吃个痛快，结果大吃好几顿，减肥事业从此告一段落。溜溜球式减肥也会出现在运动上。周一办了张健身卡，立下誓言要天天运动，打卡发朋友圈，坚持了一段时间，然后周四见完朋友觉得太累，心想休息一天也不会有什么影响，接着周五正好手头有个事情，结果就这样拖了下去，再也没做健身运动了。这样的减肥模式带来的结果是，体重也像溜溜球一样来回摆动：开始一段时间体重的确降了下来，但坚持没多

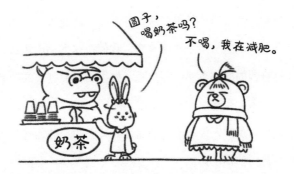

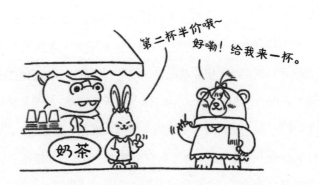

久就反弹了，搞不好还超过减肥前的体重。

我们都知道不规律的饮食和运动会影响健康，但我们可能并不知道，这样做的最终结果是会让体重持续增加。而这一点，已经被大量的研究证实。有这样一个神经心理学研究，用老鼠来模拟人类的溜溜球式减肥。在第一周只给老鼠喂草，相当于节食；第二周给老鼠无限的糖水，相当于暴食，就这样反复循环下去。结果很有趣，有些实验发现，经历过溜溜球式饮食的老鼠体重增长得最快，脂肪积累得最多，也最容易暴饮暴食。（Kreisler, Mattock & Zorrilla, 2018）还有些实验发现，这些老鼠即使减了肥，回到了原来的体重，依然更偏爱糖水，更容易暴食，同时脂肪的积累也更快。（Kreisler, Garcia, Spierling, Hui & Zorrilla, 2017）不仅如此，来自英国帝国理工学院的研究团队发现，和长期摄入高脂肪食物的老鼠相比，经历过多次体重反弹的老鼠，体内器官中会积累更多的脂肪。也就是说，反弹次数多了，更容易发胖。（Schofield, Parkinson, Henley, Sahuri-Arisoylu, Sanchez-Canon & Bell, 2017）

为什么溜溜球式减肥会增肥呢？其实，减肥是一个很简单的数学公式，公式的一头是能量摄入，另一头是能量消耗。从生理层面来说，如果我们进行比较极端的节食，比如每天只吃一餐，戒掉米饭等碳水化合物，这个时候我们的身体并不知道发生了什么，身体得到的信息是目前食物不够吃，于是便开启了饥荒模式。从进化论角度来说，人类在过去的数百万年中，饥荒年代远远多过丰收时节，所以身体在饥荒中的自我保护机制是非常强大的。在这样的模式中，我们的身体会极速减慢新陈代谢，进而引起一系列变化，比如：因为大脑营养不够，认知能力下降；因为没有足够血糖，身体发冷；为了节省能量，肢体活动变慢；因为身体想尽办法从有限的食物中榨取能量，消化能力显著提升。这样一来，支出显著减少，摄入反而增加，结果就是，体重下降一段时间之后，就会进入停滞期。所以成功的减肥方式一定是要顺应身体的规律，跟身体做朋友。

从心理层面来说，就更有趣了。首先，假设每个人的意志力是有限的，极端节食会导致我们对高热量的食物产生更强的欲望，特别是那些高糖分、高脂肪、高碳水化合物的食物。同时，因为已经用掉了很多意志力去控制食欲，我们的控制力会慢慢降低。这样的结果是，一方面控制力不行，另一方面食欲又大增，一旦遇到美食的诱惑，就很容易暴饮暴食。自暴自弃之后又会心生内疚和对自己的怨恨，接着更极端地去节食，然后会更加暴饮暴食。长此以往，我们的身体以为我们在经历一次又一次的饥荒，于是当下一次暴饮暴食时，消化系统会更有效地吸收营养，然后转化为脂肪储存起来，结果导致体重不断上升，同时自尊心不断下降，懊恼怎么总管不住自己。

如果你想要改变体重的话，要做到的第一点就是停止溜溜球式减肥，找到一个中间点，保持固定的饮食，少吃多餐，进行适当的体育运动。

减肥是一个数学等式，体重的变化值就等于能量的摄入减去能量的消耗，而能量的消耗有三个途径：新陈代谢、运动和消化食物。你知道在这三个途径中，哪一个占的比重最大吗？是运动，新陈代谢，还是消化食物？答案是新陈代谢。我们常常只盯着运动，却忽略了，其实新陈代谢占总能量消耗的 65% 左右。所以想要不节食、不运动的同时还可以适当地减肥，其实是有聪明的办法的，那就是加速新陈代谢。

新陈代谢的调整，最主要是通过改变生活习惯，改变这些习惯比节食、运动要简单太多了！这里有十个比较容易做到的小技巧，可以避免你走上溜溜球式的减肥，利用身体的自身机能来达到减肥的目标。

（1）少吃多餐。这样不仅可以刺激新陈代谢，还可以防止过度饥饿。

（2）每餐摄入蛋白质。因为消化蛋白质需要更多的热量。

（3）早餐要吃饱。丰盛的早餐会让身体更快醒来。

（4）能站着就站着，不要坐着。这样能帮助身体机能更加活跃。

（5）喝冷水，调低室内温度。这样一来，身体需要消耗更多热量来维持我们的体温。

（6）喝绿茶。

（7）喝咖啡。

（以上两点都要注意控制糖和奶的摄入。）

（8）吃辣的食物。

（9）服用omega-3，比如深海鱼油丸。咖啡因、辣椒、omega-3，都可以加速新陈代谢。

（10）保障充分的睡眠。缺少睡眠会导致食欲和饥饿感的增加。

不要小看这些技巧，如果你能很好地做到，它会帮助你省力地控制体重。不需要运动，不需要节食，只要运用这十个生活小技巧，你就可以不费力地减肥。

作 业

1. 请在接下来的一周内尝试上面介绍的十个小技巧来减肥。

2. 请选择以上至少五个小技巧，融入自己每天的生活中去。

## 你可能减了个假肥

　　不知道你在生活中有没有这样的经历，身边有这样两群朋友：有的明明不胖，但是天天抱怨自己太胖，对自己的外表特别没信心，这件上衣不能穿因为太胖，那条裙子不能穿也因为太胖。还有些人呢，恰好相反，他们体重不低，身材不瘦，可能算是偏胖的类型，但是他们对自己的身材很有信心，穿衣服从来不挑，活泼开朗，压根没想过要减肥。你遇到过这样两种人吗？

　　这是个挺有趣的现象，也就是说，有的人可能生理上不胖，但是心理上胖；有的人生理上可能相对比较胖，但是心理上不胖。两者之间最明显的差距是在生活质量上面，我相信没有人想过前者的生活，但要是能够瘦下来，然后过着后者的生活，岂不就完美了？

胖并非一个单纯的生理学概念，同时也是一个心理学概念。一方面，我们对胖的感觉很多时候是很主观的；另一方面，我们对胖的感觉真的会影响我们的行为，进而影响到体重。

什么是生理上的胖呢？你应该听说过 BMI 这个测算公式，BMI 等于你的体重除以身高的平方，体重以千克为单位，身高以米为单位。20～25 之间属于正常体重，但是因为东亚人骨骼比较轻，所以一般 18.5～25 都算正常。25.1～30 算作偏重，30.1～35 是一级肥胖，35 以上则是二级肥胖。从统计学来说，BMI 超过 25 之后，各种疾病的发病率会显著提高，包括高血压、糖尿病、心脏病、癌症，等等。

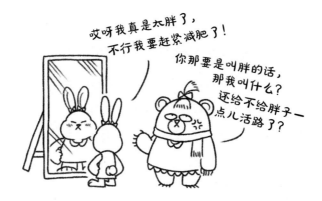

可能你算出结果后，发现自己并不算胖，然后对这个结果很不服气，觉得"我明明很胖啊"。我在临床中接触到很多人，他们都觉得自己要是能再瘦一些就更好看，可能更受欢迎，工作上可以更顺利。有的时候，这种胖的感觉可能会很强烈，比如你某一天穿了一件比较紧身的衣服、天气热或者吃得比较饱，你就会觉得自己小腹太大、手臂太粗、腿太胖、腰太粗。然后你会陷入一种很消极的情绪中，对自己的身体很不满，在别人面前畏首畏尾，没有自信。

如果你有过这样的经历，那就不难理解：生理上的胖和心理上的胖是不一样的概念。心理上对体重的感觉，在心理学里叫作身体意象（body image）。身体意象和实际的体重有相关性，但不是完全重叠。比如某一天早晨起来，你就是觉得自己胖，穿什么都不合身，然后心里特别生气抓狂，但可能第二天早晨起来你却不会感觉肥胖，很快选好一件衣服，出门上班回家，一切都顺顺利利。你的体重在这两天并没有明显的变化，不存在睡了一觉就把体重给减了下来的情况。但是同样的体重，你对它的感觉可是一个天一个地。第一天你的身体意象很差，第二天身体意象却还不错。

你可能会问：身体意象不好，经常感觉胖，又有什么不好呢？这样对自己不满意，不是更容易有动力去减肥吗？其实不然，身体意象会影响我们的心态，进而"弄假成真"地导致我们的身材真的朝着我们以为的方向去改变。

大量的心理学研究已经表明，不好的身体意象，特别是经常性感觉胖，会导致更多的溜溜球式减肥，进而带来体重上升。负面的身体意象导致肥胖，这个比较难做实验，因为在伦理上来说，特意去把人喂胖是说不过去的。所以心理学家们利用怀孕的准妈妈来研究这个课题。宾夕法尼亚大学的两位妇产科医生，跟踪了747名准妈妈怀孕的过程，发现对自己的体重怀有负面情绪的准妈妈们，更容易在怀孕期间体重增加幅度超标。（Rushstaller, Elovitz, Stringer & Durnwald, 2016）澳大利亚迪肯大学的几位心理学家也跟踪了150名准妈妈，得出的结论和前者一样：在怀孕早期身体意象比较负面的准妈妈们体重增加得更快，而且这个增加量和她们的孕前体重没有关联。（Hill, Skouteris, McCabe & Fuller-Tyszkiewicz, 2013）

很多时候，就是因为身体意象差，导致我们越来越胖。你可能觉得匪夷所思，其实道理很简单。这是因为，人们对自己的身体不满意，会更容易采取极端但是不能持久的减肥方法，然后陷入我们上文所说的溜溜球式减肥陷阱，最后导致体重缓慢增加。

不光是健康人群，过度肥胖者也是如此。我在临床工作中经常

会遇到一些 BMI 非常高的暴食者，他们的 BMI 很多时候都是在 40
左右，很多人需要做胃肠切除手术。大家可能对这样的人群有错误
的理解，觉得他们根本不在乎自己的体重。事实却恰恰相反，很多
人一开始并不是那么超重，他们就是因为太在乎自己的体重，所以
进行了好几十年的溜溜球式减肥，结果体重嗖嗖地往上飙，最终导
致了大问题。

为什么身体意象差，就容易采取溜溜球式减肥呢？请你来回顾
一下，你什么时候会容易不加节制地进食？往往是情绪比较强烈的
时候。比如手头上有一件压力很大的任务让你焦虑不安，又或者遇
到了挫折很是气恼。这就是情绪化进食，其实这种情况在我们的生
活中无时无刻不在发生着。我们必须认识到，负面的身体意象很容
易带来各种负面情绪。你是为自己的身材而自卑，自我嫌弃，甚至
讨厌自己，还是能够自我欣赏，接纳自己，看着镜子里不完美的自
己依然能够自信地度过每一天？这些情绪会在无声无息中影响着你
的认知和行为，然后又反过来作用在你的身体上。

这里有一个认知行为心理学的 ABC 模型，可以帮助我们理解自
己的行为，从而帮助我们达到身心合一。我们的目的是去理解为什
么我们会做出某些行为，我们的行为如何被情绪和认知影响。在这

个模型中，A 是诱发事件，B 是认知，C 是情绪和行为。打个比方，对很爱美的女生小美，诱发事件可能是今天和朋友出去逛街买衣服，售货员态度很轻蔑，上下打量了她几眼，有一种瞧不起人的感觉。认知，也就是我们如何去理解这件事为什么发生在自己身上。小美的认知可能是：自己胖、身材差，售货员可能觉得这么胖的人穿不上这款衣服。因为这样的认知所产生的情绪可能是自卑、嫌弃自己，感到羞耻，而如此情绪所引发的行为可能是极端的节食，但是又没办法持续下去，于是陷入溜溜球式减肥的陷阱中。

再来举个例子：上班族 Lily 最近办了一张健身卡，准备定期运动减肥。诱发事件可能是她准备换衣服去健身房，但是试了几件健身衣，觉得穿在身上勒得很紧，在镜子里看起来特别显胖。她的认知可能是：我太胖了，别人看到我穿紧身衣、身上的肉肉勒成这样，一定会笑话我。这样的认知带来的情绪可能是不安全感，然后开始觉得难为情和尴尬。在这样的情绪下，她最有可能的行为是逃避，不去运动，不去健身房，恢复胡吃海喝，减肥的计划又一次告吹。

身心其实是一体的，我们的行为并不是随机的，而是由我们的认知和情绪所决定。很多时候我们只盯着生理层面来减肥，常常达不到理想的效果，就是这个原因。还有很多时候，我们试图凭借意志力来坚持减肥，却常常失败，也是这个原因。懂得借助心理层面的力量，可以帮我们真正彻底地控制体重，收获更自信的心态。

1. 请计算一下自己的BMI。

2. 请重新审视一下：自己是不是存在负面的身体意象呢？

3. 问问自己：在过去有没有进行过溜溜球式减肥？效果又如何呢？

4. 请利用上面介绍的ABC模型，利用本书附带的ABC记录，对自己的溜溜球式减肥行为或者负面的身体意象进行记录和分析，请每天完成一份ABC记录。

# ABC模型

日期：＿＿＿＿＿＿＿＿

| A.诱发事件<br>发生了什么事情?<br>你在哪里、正在做什么? | B.认知<br>你产生了怎样的想法?<br>你有怎样的信念? | C.情绪和行为<br>你经历了怎样的情绪?<br>你做出了怎样的行为?<br>结果如何? |
|---|---|---|
| 和朋友上街买衣服，售货员态度很差，上下打量自己，瞧不起人。 | 我自己太胖，身材太差，别人瞧不起我，嫌弃我。 | 情绪：羞耻、内疚、自卑。<br>行为：逃避、极端节食。<br>结果：溜溜球式减肥。 |

## 没有一顿火锅解决不了的不开心

　　如果你不确定自己有没有情绪化进食，你可以数一数下面七种生活中常见的情绪化进食，你经历过几种：第一，经常在不饿的时候大口进食；第二，经常吃得太饱，肚子撑到不舒服；第三，经常一个人躲起来闷头大吃；第四，吃的速度比一般人要快很多；第五，在短时间内摄入的食物量比一般人要大很多；第六，吃完以后，经常会产生负面情绪，比如说焦虑感、抑郁感、内疚感、厌恶感等；第七，在进食的时候经常感觉自己停不下来。

　　情绪化进食往往是由负面的情绪诱发的，一个很常见的情况就是面对压力和焦虑感时，我们很容易失去对食物的控制，进而大量摄入所谓的垃圾食品。举个常见的例子：快要考试了，又或者这段时间工作上的压力很大，你担心完不成任务，又害怕结果不理想。你可能突然就叫了一大堆外卖，或者拿出冰激凌、糖果、巧克力，一盒盒吃掉，一桶桶解决，明明不饿，但是没法控制，也不想控制。还有些时候，我们挨了批评，或者遇到了烦心的事情，饭量也会突然莫名其妙地增加，或者突然很想吃高糖分的东西。可是我们虽然得到了一时满足，事后却会有排山倒海式的罪恶感，情绪反而更糟糕了。

情绪是怎么影响我们的饮食行为的呢？来自美国亚拉巴马州大学的心理学研究团队，用老鼠来做实验回答了这个问题。他们首先让老鼠经历了溜溜球式的减肥，也就是四天吃草之后六天喝糖水，接着用电流击打老鼠，这样老鼠就会体验到强烈的压力，就像人处在高压情绪下一样。结果他们发现，被电击的老鼠，会比没有被电击的老鼠，在两个小时内多吃一半甚至更多的食物。（Hagan,

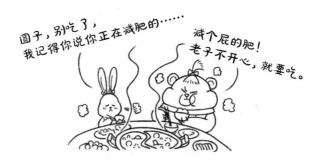

圆子，别吃了，
我记得你说你正在减肥的……

减个屁的肥！
老子不开心，就要吃。

Chandler, Jarrett, Rybak & Balckburn, 2002）是不是很有意思呢？来自以色列的神经生物学家也做了类似的实验，他们在怀孕的老鼠脑袋里注射了一种病毒，会加速它们体内压力激素的分泌，也就是它们同样会感受到更大的压力。结果发现，这些老鼠的后代在青春期会更容易暴饮暴食。（Schroeder, et al., 2017）老鼠都这样，更何况情感超级复杂的人类呢？

面对高压的时候，如果我们可以有技巧地管理自己的负面情绪，就不会出现情绪化进食。只有那些不知道该如何管理情绪的人，才会用情绪化进食来应对压力。来自荷兰的心理学家做了三组实验，他们让实验对象采取不同的方式来应对他们自己的负面情绪，第一种是抑制情绪，也就是压抑、忽视；第二种是重新评估情绪，也就是去觉察、审视自己的情绪；第三种是自然表达情绪。然后测量他们在正常状态下，饮食上会不会有不同。结果发现，抑制情绪组的实验对象会吃掉大量的高能量食物，但是重新评估组和自然表达情绪组的实验对象就不会出现这种情况。（Evers, Stok & De Ridder, 2010）这样的研究结果在中国人身上也一样适用。来自安徽医科大学的研究团队跟踪了 4316 名高中生，他们的结论是：如果我们抑制自己的负面情绪，比如忽视不理、假装没事，就更容易情绪化进食，

从而导致肥胖。（Lu, Tao, Hou, Zhang & Ren, 2016）

总的来说，我希望你可以记住这两个关键点。第一，负面情绪会通过各种生理、心理的机制，引发情绪化进食，结果就是过度摄入高热量食物，导致肥胖。第二，负面情绪本身并不会导致情绪化进食，我们如何去管理自己的负面情绪，才会决定我们会不会进行情绪化进食。

既然情绪化进食这么不好，那我们该怎么办？其实第一个难点在于，我们经常会忽略它，也就是常常意识不到自己是在情绪化进食。你可能觉得有点儿诧异，觉得"我没有啊"。但试想一下，一个人之所以会情绪化进食，不就是因为他不能及时觉察到自己的情绪，或者不能照顾好自己的清绪吗？情绪化进食其实就是压抑情绪的一种表现，因为潜意识选择了压抑它，所以如果你不去主动观察，自然就会忽视它，误以为自己的进食只是出于身体需要。所以，如何辨别自己到底是正常进食，还是在情绪化进食？这是很关键的。

首先，我希望你在每次进食的时候，可以抽出短短一分钟的时间，暂时停止自己的一切行动，先问问自己下面这五个问题：

（1）我现在是饿还是饱呢？如果已经吃饱了，现在是几分饱呢？这个问题可以帮你把注意力集中到自己的肠胃部位，而不是嘴巴。

（2）我现在吃饭的速度是正常还是过快？这个问题可以帮你把注意力集中到自己双手的动作速度，以及下咽的速度。

（3）我现在是在一个人吃饭还是和一群人吃饭？如果是自己一个人吃饭，我是不是在有意地避开他人？这可以帮你把注意力集中到身边的环境。

（4）我这一刻对自己的饮食有多少控制力，如果我现在要停止饮食，不再继续吃盘中的食物，我可以做到吗？这帮你把注意力集中到自己如何同眼前的食物相处。

（5）当我吃完眼前这些食物后，我会对自己有怎样的想法，又会产生怎样的情绪？我会不会觉得后悔、内疚，有罪恶感？这个问题帮你把注意力集中到未来，而不只是眼前这一刻。

这五个问题可以帮助你打破自己长久以来养成的习惯，从而辨别你到底是在正常饮食，还是在情绪化进食。建议你把这五个问题记下来，贴在你的餐桌边，或者记在你的手机里，方便你每次都可以想到。

然后，利用我们上一节介绍的认知行为心理学ABC模型，去觉察、记录、总结：到底是怎样的情绪会诱发你的情绪化进食。

这个问题并没有标准答案，因为每个人的情绪体验是不一样的，同时我们的情感敏感性也是不一样的。有的人可能对压力、焦虑特别敏感；有的人可能是抑郁、难过时容易情绪化进食；而有的人可能对内疚、委屈没有抵抗力。在接下来的一到两周里，我希望你可以记录自己的饮食行为，就像我们记日记一样。当你发现自己又出现情绪化进食时，我希望你可以记录下：诱发事件、认知、情绪以及行为。积累了一定数据之后，你就会发现何种情绪最容易导致自己情绪化进食。根据来自比利时和意大利的临床研究，最常见的触发暴饮暴食的负面情绪有五种：无聊、抑郁、焦虑、紧张和悲伤。（Vanderlinden, Grave, Vandereycken & Noorduin, 2001）

作业

1. 请进行自我审视：上面介绍的七种情绪化进食，你体验过
   几种呢？

2. 在经历负面情绪时，你是怎样面对这些负面情绪的呢，是
   抑制情绪，还是重新评估或者自然表达情绪呢？

3. 在接下来的一周，请在自己进食的时候，抽出一分钟时间，
   利用第一个技巧，迅速地回答上面提到的五个问题。

4. 在接下来的一周，请继续使用本书附带的 ABC 记录，对自
   己的情绪化进食进行记录和分析，并回答这样一个问题：
   什么样的情绪会诱发你的情绪化进食？

# ABC模型

日期：＿＿＿＿＿＿

| A.诱发事件<br>发生了什么事情?<br>你在哪里、正在做什么? | B.认知<br>你产生了怎样的想法?<br>你有怎样的信念? | C.情绪和行为<br>你经历了怎样的情绪?<br>你做出了怎样的行为?<br>结果如何? |
|---|---|---|
| | | |

## 一切都是童年的错吗？

为什么当我有负面情绪的时候，会用饮食来解决自己的情绪问题？为什么我明明知道这样的生活习惯对自己的体重不好，却还是一如既往地继续下去？如果你有过这些疑问，那么本节内容就是为你写的。

绝大多数人的肥胖是后天经历造成的，特别是童年的经历。尽管我们已经成年，但可能依旧背负着童年的包袱。这些包袱已经不知不觉中成了我们的一部分，每时每刻影响着我们的认知、情绪以及行为。减肥的第一步是拒绝增肥，那么就需要去发现童年的经历是怎样影响着我们当下的行为方式，食物在我们心中到底意味着什么，肥胖对我们来说代表着什么。

　　过去我有一个病人叫婷婷，她是在这样的家庭里长大的：妈妈家里人都很爱吃，用我们现在的话来说是一家子"吃货"，每次家庭聚会总离不开各种聚餐，而且吃的都是大鱼大肉，到最后，一家子都是吃到体型偏胖。婷婷小的时候每次去外公外婆家，老人总是给她各种好吃的，生怕喂不饱。但是爸爸家完全相反，一家人很自律，对自己、对他人要求特别高，特别完美主义。她的爷爷奶奶非常看重身材，每次婷婷过去玩的时候，就会说："婷婷啊，你是不是最近又胖了，这样身上都是肉，多难看啊。如果嘴巴都管不住，你将来怎么能够出人头地？"在这样一种环境下成长，婷婷学到的是两种截然相反的信念。妈妈家的信念是：食物就是快乐，食物是满足感的唯一来源。爸爸家的信念是：我没有用，我不够好。前者是对食物的信念，而后者是对自己的信念。

　　从认知行为心理学上来说，我们称之为信念，但它们并不是事实，只不过是我们对事实的一种诠释罢了。不同的人对食物会有不同的信念，比如婷婷认为食物带来的是满足感，但对有些人来说，食物带来的是罪恶感。不同的人对自己也会有不一样的信念，比如婷婷认为自己没用，别人不喜欢自己；而有的人会觉得自己很优秀，能够得到他人的认可。问题在于，如果我们对食物、对自己有消极的信念，那么一些小事会很容易触发负面的认知和情绪，进而造成情绪化进食。

拿婷婷来说吧，因为她是一个护士，在医院轮班一次就是 12 个小时，所以压力很大。而压力会很容易触发她对自己的消极信念。比如说，她给一个病人打点滴，有的时候血管比较难找，需要扎好几次针。但是这个病人脾气比较急躁，指责婷婷说她连打点滴都做不好还怎么做护士。这就彻底触发了婷婷对自己的消极信念。就像她小的时候经常被爷爷奶奶批评一样，婷婷开始想：也许他说得有道理，也许我的确不适合做护士。婷婷的情绪变得越来越差，对自己生气，开始回想过去种种失败的经历，然后越想越抑郁。

你可能也有过同样的经历，这么抑郁其实很难受的，特别是到了晚上回到家，自己一个人的时候情绪就更低落了。到了晚餐的时间，婷婷对食物的信念就被激发了，因为她相信食物可以提供满足感，这样很自然地，她就开始用食物来解决自己的不开心。吃着吃着，婷婷也就暂时忘记了自己的坏心情。只可惜的是，情绪化进食只能在短期内帮助我们降低负面情绪，结束了胡吃海喝之后，她突然意识到自己刚才暴饮暴食了，于是又一次地感觉到，自己当真什么都做不好，连自己的饮食都控制不了，因而更抑郁了。

我们的生活习惯，特别是饮食习惯，很大程度上受我们的情绪支配，而这些负面情绪往往和我们过往的经历有着千丝万缕的联系。我希望你可以留心生活中什么事件会令你产生强烈的情绪，而这些事件到底触发了怎样的信念，我希望你可以问自己一个问题：我这样消极的信念到底是从哪里来的，和我过往的经历有关吗？

婷婷只是一个例子，生活中还有很多种对自己、对食物的消极信念。再举一些其他例子。有的人从小家庭条件比较艰苦，可能吃一顿饱饭就不知道什么时候会有下一顿，这样孩子会意识到：如果当下有的吃，一定要吃饱，不然会饿着。尽管现在他长大了，生活条件比以前好很多，但他潜意识里仍然认为要吃到饱才好。还有的家庭很讨厌浪费食物，这也没有错，但是孩子从小就会形成这样的印象：我一定要把碗里的都吃掉，不然爸妈会骂。到了今天，他吃饭的时候宁愿撑着自己也不能把食物倒掉。有的父母可能会用食物来奖励或安慰孩子，比如：考试好了给买好吃的，不开心的时候给买好吃的。这样孩子不知不觉形成了习惯，把食物当作是安慰自己的最佳方法。还有的孩子从小缺乏安全感，不论是父母的婚姻问题，还是在学校被别人欺负，都对别人缺乏信任感，而长得胖从某种程度上可以成为一个安全的壁垒。

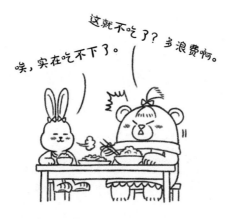

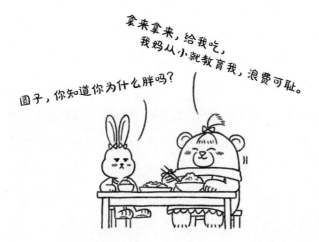

对自己的信念，大概有两个大类：一个是对自己没有信心，认为自己在各个方面都很失败，自己不够好；另外一个是对自己和他人的关系没有信心，认为没有人会喜欢自己。而这些信念和我们童年的经历，不论是自己的原生家庭，还是在学校的老师同学，有着莫大的关系。

长期的心理学研究也证明，童年的创伤会导致成年期的肥胖。一个来自瑞典的研究团队集中分析了 23 个研究项目、11 万多名实验对象的数据，发现任何一种童年创伤，无论是生理上的还是心理上的，都会显著提高成年肥胖的发生率，而且创伤越严重，肥胖的概率越高。（Hemmingsson, Johansson & Reynisdottir, 2014）美国斯坦福大学的心理学家也得出了相同的结论，他们分析了一万多名受试女性，结果发现 16 岁前发生的创伤会导致成年肥胖。（Alvarez, Pavao, Baumrind & Kimerling, 2007）美国波士顿大学的研究团队分析了 8000 多名青少年，得出结论：童年父母的缺失会导致青少年时期的肥胖。（Shin & Miller, 2012）你可能觉得有点儿吃惊，童年的创伤跟成年后的身材竟然有这么密切的关系。来自意大利罗马大学的心理学家们也指出，童年创伤会导致负面情绪，进而带来成年肥胖。（D'Argenio, Mazzi, Pecchioli, Di Lorenzo, Siracusano & Troisi, 2009）

　　减肥是个任重道远的任务，根据我的临床经验来说，很多时候我们的准备工作没有做好，进而导致减肥失败。所以说，减肥的第一步是要能够全面停止增肥。增肥最常见的原因就是情绪化进食，而之所以生活中的一些事件会给我们带来负面情绪，很大程度上是因为我们对食物和自己存在消极的信念，这些信念往往来自我们的童年经历。

　　减肥这万里长征的第一步，就是能够充分觉察到自己的消极信念。在接下来的几天，我希望你可以用心去留意自己的负面情绪，留意不健康的饮食习惯，在那一刹那，看看你能不能描述出自己负面情绪或不健康饮食背后的消极信念。然后记录下来，当你一个人静下来的时候，你可以问自己：我这种信念是从哪里来的，是谁给了我这样的信念？当你找到自己信念的来源时，这信念就不再那么强大了，你也就可以用更成熟的角度来审视这样的信念，进而决定自己的行为。

作 业

1. 请进行自我审视：自己有着怎样的童年经历，而这些经历是如何影响到我们的饮食行为的呢？

2. 你对食物和自己有怎样的负面信念？这些负面信念又怎样影响到你的情绪化进食？

3. 在接下来的一周，请使用本书附带的ABC记录，对自己的负面信念进行记录和分析，特别是那些生活中的不顺心和压力大的负面事件。请回答这样一个问题：这些信念来自哪里？这些负面信念和我的童年经历有关吗？

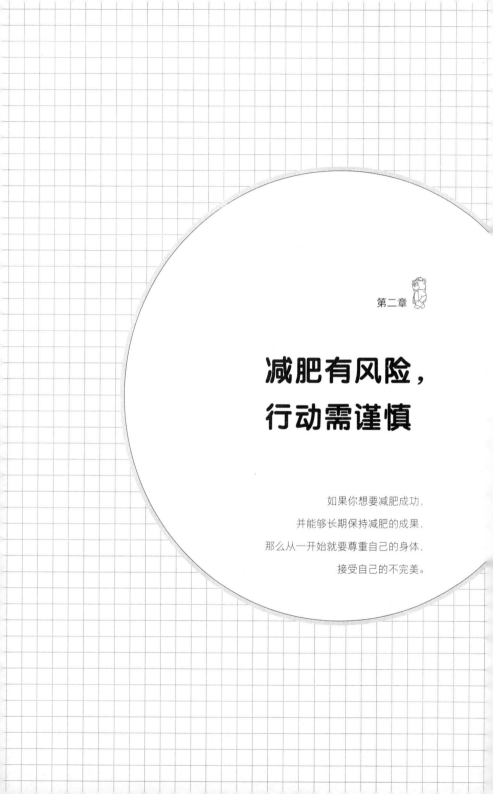

第二章

# 减肥有风险，
# 行动需谨慎

如果你想要减肥成功，

并能够长期保持减肥的成果，

那么从一开始就要尊重自己的身体，

接受自己的不完美。

## 每喝一杯奶茶，离你男神就远一步

很多人在减肥路上难以持之以恒，常常三天打鱼两天晒网。在我看来，凡是不能持续的减肥，都是假减肥。在本节我会介绍一系列心理学技巧，帮助你保持减肥的动力，摆脱对意志力的依赖。

我想先请你和我做一个小练习，探究一下自己减肥的动机，我相信你与减肥一定有着自己的故事。这个练习需要你做些记录，如果你现在有纸笔最好，不方便的话用手机打字也行。如果条件可以的话，我希望你可以找到一个安静的场所，一个舒适的角落，然后来进行这个练习。

接下来用三分钟的时间，认真地问自己一个问题：我到底是为了什么减肥？我减肥的初心是什么？请你在白纸上写下至少三条想要减肥的原因。

接下来用三分钟的时间，问自己下面这个问题：什么样的场景最容易让我放弃减肥的计划？在我的减肥过程中，最大的挑战和诱惑是什么？请你在白纸上比较详细地描写一下，这样的场景大概是怎样的，比如有的人可能最怕自助餐，有的人最经不住甜食的诱惑，而有的人可能怕热不想出门运动。

然后，请你确保现在处在一个安静、舒服的状态，将眼睛闭上，双脚平放在地板上，保持身体挺拔。接下来进行一次深呼吸，深吸一口气，1、2、3、4、5，深呼一口气，5、4、3、2、1。再深呼吸一次，1、2、3、4、5，5、4、3、2、1。

在脑中想象一下，你现在正置身于你上面所描写的、在减肥过程中对你最具挑战和诱惑的场景里面。请你想象一下细节，越多越好。比如说你在哪里，正在做什么，和谁在一起，环境是怎样的，心情又是怎样的，面对着怎样的诱惑，大脑里又在想着什么。然后提醒一下自己，前面写到的减肥的三条原因。

现在问你自己：在这样一个场景下，我的这些减肥动机对我最后的选择能起到多大的作用？如果提醒自己不忘减肥初心，我可以做到对诱惑说"不"吗？如果你的答案是：我的减肥动机足够强，可以帮我抵抗诱惑。那么恭喜你，请继续保持下去。但是我相信，对很多朋友来说，答案可能是：不行，在诱惑面前，我的减肥动机变得苍白无力。要么我还没来得及提醒自己，就已经开始偷懒或者贪吃了；要么我提醒了自己，但还是控制不住。

为什么你明明想减肥，但就是做不到呢？这需要审视一下你的减肥动机，它们是表层的，还是深层的呢？是广泛的，还是更具体的呢？是和你的价值观、生活观、世界观紧密相连的吗？

举个例子：我在临床中接触了很多暴饮暴食的病人，当我问他们同样的问题时，发现他们的答案通常可以分为两大类。第一类是很宽泛、表面的减肥动机，比如说：我想更好看，我想让自己更受欢迎。而第二类则是非常具体、深入的减肥动机，比如说：我的高血脂、高血糖让我没办法怀孕生孩子；我想活得更健康长寿，去陪伴自己的家人；我想给我的孩子做一个好榜样，让他们养成健康的生活习惯。你发现了吗？第二类减肥动机，一般和他们的"三观"紧密相连，比如重视对家人的陪伴、希望成为好父母等等。有趣的是，有着第二类减肥动机的人往往减肥效果更好，而有着第一类减肥动机的人，大多半途而废。由此可见，减肥动机对减肥是否成功有着很大的影响。

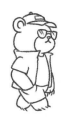
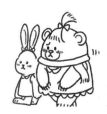
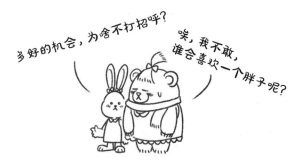
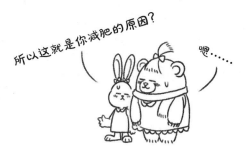

这一点不光是我个人的经验，而且已经得到了研究上的证实。比如有一项研究向一半的肥胖病人教授了各种减肥的方法，但是没涉及减肥动机；而对另一半病人，不仅教授了减肥的方法，还强化了减肥动机，比如把减肥和长期的人生目标挂钩。有趣的是，后者这些病人明显比前者减肥更成功。（West,et.al.,2011）还有一项研究，长期观察一批肥胖病人，他们都采取了同样的减肥治疗方案，唯一的差别就是动机不同，比如有的人是为了外表减肥，有的人是为了健康减肥。最后发现，他们的减肥效果也有很大差别。（Kalarchian,et.al.,2011）

为什么不同的动机带给人的动力会差这么多呢？该怎么在动机上打赢减肥第一战呢？

成功的减肥需要的不只是动力，更需要的是深层次、跟我们"三观"相吻合、跟我们生活目标相匹配的动力。道理其实很简单，我们大家都有着某些深层次的动力，比如我们有长远的生活目标，像是家庭、事业、爱情、身体健康等；或者我们可能有自己非常重视的价值观，比如勤劳、知足常乐、自律、积极向上等。这些动力贯穿着我们每天的生活，在我们遇到困难和挫折的时候会激励着我们勇往直前。

在你过去的人生中，一定遇到过不少的困难，当你走到最黑暗、最绝望、最无助的时候，是怎样的动机支撑着你走下去，是什么样的梦想让你没有放弃？这些动力是我们生活中最强大的动力，也是我们最可以依赖的力量。如果我们可以把减肥和这些最深层次的动力联系起来，也就是说把减肥和你的生活目标、价值观直接挂钩，减肥就可以成为你生活中不可或缺的一部分。这样一来，在面对诱惑、挑战的时候，你就更容易唤醒自己的减肥初心，激励着自己做出更理智的选择。

打个比方，对你来说，你坚信天道酬勤、一分耕耘一分收获、只有自律的人才能获得成功。如此一来，不加节制的饮食和你的价值观相违背，那么这可能就是你最强有力的减肥动机。没有人想过说一套做一套的生活，大家都希望可以在每一天的生活中，按照自己的价值观来处事待人。肥胖是不是和你的价值观相矛盾呢？

我希望你在减肥之前问问自己：在你的生活中，最深层次的动机在哪里？减肥和你长期的生活目标有着怎样的联系？肥胖和你的价值观有冲突吗？

当你找出深层次的减肥动机后，请你把这些减肥动机写在一张小纸条上，随身带着，或者可以直接设置为手机桌面。在接下来的

日子里，当你再遇到诱惑和挑战的时候，当你的决心开始动摇的时候，
请你拿出这张小纸条，读一读你的减肥动机，然后再去决定该怎么做。

1. 请通过写作的方式完成对下面问题的回答：在你的生活
   中，最深层次的动机在哪里？减肥和你长期的生活目标有
   着怎样的联系？肥胖和你的价值观有冲突吗？
2. 请记录下至少三条实现健康生活方式的深层次动机。
3. 请将这些深层次动机写在一张小纸条上，放进钱包随身带
   着，或者放到自己手机里，当你的决心动摇的时候，请重
   新阅读自己写下的深层次动机。

# 胖怎么了，用你家沐浴露了？

减肥之所以难，对很多人来说，就难在坚持，既要克服惰性，又要禁欲，简直是一件反人性的事。所以很多人都认为，减肥得靠意志力才能撑得住。其实如果你用意志力来减肥，就是在跟减肥对抗，这里隐含着一个有趣的现象：越讨厌自己的胖，就越难瘦下来。本节我们就来聊聊这个话题。

可能你会有些不同意：不对啊，我不喜欢胖才会有动力瘦下来啊，怎么会起反作用呢？那我要反过来问你一个问题：你十次抱怨自己太胖，有几次真的坚持减肥超过了一个月？可能在减肥初期，这样的态度可以激励你：不行，我要减肥了！但是长久来说，它并不能给你提供持续的动力。

道理其实很简单，就是身心一体原则。当你讨厌肥胖，照镜子看自己不够好看，捏着赘肉满心嫌弃的时候，你就处在负面情绪中。这就很容易导致你在不知不觉中情绪化进食，掉到溜溜球式减肥的误区里。另外，其实很多人的肥胖不单单是生理层面的问题，根源在于内心背负着的童年的包袱，或者是一些对自己的负面信念。你每一次指责自己的肥胖，其实就是在指责"你看，你果然不够好"，内在的你就又一次受了伤，就更不想去面对现实了。

这就好像小时候父母督促我们学习，如果我们不好好写作业，他们就指责说："你这个孩子就是贪玩，看你这次考试能考几分？"哪怕我们心底认同他们，也觉得应该去写作业，但就是行动不起来，磨磨蹭蹭。这其实就是因为，我们对自己的负面信念被激发了，消极的情绪会引导着我们自暴自弃。

所以，那些老是把"我太胖了"挂在嘴边的人，很难真的瘦下来。已经有很多研究证实了这一点。

这种态度会影响我们的行动。来自丹麦的临床心理学家尝试了两种方式来改变人们的暴饮暴食。第一种是传统的方法，鼓励大家通过各种方式来克制饮食、增加运动。这也是我们通常的减肥方法，但这样一来，这些人对自己的评价越来越负面，总怪自己这儿没做好那儿没做对，很难坚持执行减肥计划。第二种方案，是不仅教他们减肥的技巧，更重视帮他们去尊重、爱护自己的身体，去全面地接受自己。这样一来，这些人不再对自己苛刻，也很少体会负面情绪，对减肥的过程更有耐心。结果显然是第二种方案的效果更好，让人更愿意去控制饮食、增加锻炼。（Meyer, Waaddegaard, Lau & Tjornhoj-Thomsen, 2018）来自葡萄牙的心理学家做了一个类似的实验，结果发现，当人们尊重自己的身体，并且对自己更加怜悯时，他们不仅运动量有所增加，而且饮食习惯更健康，生活质量也得到很大提高，更少出现心理疾病。（Palmeira, Pinto-Gouveia & Cunha, 2017）所以，自我接纳，能够更好地激发我们做出对自己有利的行为。

那么，如果我们不喜欢自己的身体，认为肥胖是种耻辱，对我们实际的减肥效果会有影响吗？来自美国宾夕法尼亚州的医疗研究团队跟踪采访了 80 名减肥人士长达两年之久。他们发现，一开始就对自己的肥胖充满了负面情绪的人，在减肥进行了 6 个月之后，不论饮食还是体重都没有任何改善。而一开始就对自己有怜悯心的人，尊重自己的身体，不仅体重有了明显下降，而且可以长期保持健康的体重。（Mesinger, Calogero & Tylka, 2016）

如果你一提到自己的胖就恨得牙痒痒，或者感觉很羞愧，那么你的减肥有可能不会成功。相反，如果你想要减肥成功，并能够长期保持减肥的成果，那么就要从一开始去尊重自己的身体，接受自己的不完美。

那究竟什么叫作"尊重自己的身体"，又该怎么做呢？这里有两个心理学的技巧。

第一个技巧，我把它称作"回归身体的功能性"。也就是说我们要意识到：身体不只是一个体重数字，一个衣服尺码。如果没有我们的身体每时每刻的辛勤工作，你我并不会在这一刻呼吸着新鲜空气，在这样一个美丽的世界里享受生活。在这一刻，请你暂停手中的一切工作，深吸一口气，用耳朵聆听身边的声音，用鼻子闻 闻周围的味道，用眼睛观察左右的风景，用手指去感受一下空气的冷暖。这真实又美好的一刻，离开了我们身体的任何一部分，都将不复存在。我们之所以活着，是因为我们的心脏在强有力地跳动着，我们的肠胃在努力地吸收能量，我们的血液在不停地运送着氧气。你能够感受到它们吗？如果没有身体，我们就不可能存活，也不可能去和自己爱的人分享生活，为自己的理想去拼搏，为自己和家人争取更多的幸福。我们的身体是功能性当先，其次才是装饰性。当我们认为身体的装饰性优先于它的功能性时，我们就会忘记身体为我们所做的一切，也就不记得去尊重和感恩我们的身体。

　　所以我希望，当你留意到你对自己的身体充满负面情绪时，能够把它当作一个老朋友，提醒一下自己：你的身体给了你多少帮助？是它的功能性更重要，还是装饰性？对你爱的人、爱你的人来说，他们又是更在乎你身体的功能性，还是装饰性呢？如果有时间的话，你可以去做一些正念的练习，去感知自己的身体，感受自己的呼吸，从而对身体感恩。

　　第二个技巧，主要是从行为入手，去纠正因为讨厌自己的身体而采取的消极行动。想要更加爱护和接纳自己的身体，首先要停止无意识中对身体的"虐待"。负面的身体行为，一般体现在三个方面：对自己过度挑剔，喜欢拿自己跟别人比，以及逃避直面自己的身体。

　　首先，在对自己过度挑剔方面：很多人会每天花很多时间照镜子，或者看到任何反光面都要照一照。越是对哪个部位不满意，就越忍不住去不断检查。比如觉得自己有小肚子，就不断在镜子里看自己的小腹，左看右看，站着看坐着看，甚至还会去问别人，看别人会不会留意到自己的小肚子。这样的行为最终并不会改变你的身体，只会让你对自己越来越不满。我希望你开始控制照镜子的时间，需要照镜子的时候照，不需要照镜子的时候坚决不照。

　　接下来，在拿自己跟别人比方面：很多人每天会花很多时间去观察别人的身体，然后在心里暗暗拿自己去比较，而且尤其喜欢拿自己不好的地方跟别人好的地方比。结果越比越气，越气却又越忍不住去比。打个比方，你可能觉得自己腿太粗，就经常观察身边有大长腿的朋友；你觉得自己屁股大，就会留意身边有小翘臀的人。这样比下来，并不会改变你的身材，而是绝对会让你讨厌自己。我希望你停止这种无用的比较。

最后，在逃避直面自己的身体方面：很多人因为不喜欢自己的身材，所以逃避任何与自己身体相关的活动。比如因为讨厌自己的粗腿和胖手臂，夏天就算再热，也不会去穿无袖衫或短裙短裤，宁

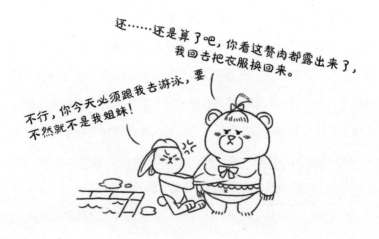

愿在高温里捂着自己；即使再想去游泳，也难以克服暴露身体的难关，宁愿待在家里看别人去玩。这些行为并不会让自己过得开心，反而让自己更加不自信。你有这些情况吗？我请你去挑战自己的逃避行为。需要怎么穿，你就怎么穿；别人怎么穿，你也怎么穿。一再回避，最终只会让你减肥失败，得不偿失不是吗？

1. 想瘦的第一步，是要敢于面对自己的肥胖，请不断练习接纳自己。

2. 在接下来的一周里，请每天至少进行一次正念练习，去感受自己的身体，并对身体感恩，从而"回归身体的功能性"。

3. 请立即停止对身体的"虐待"，包括减少审视自己的身体，不要拿自己的身材和别人比较，也不要回避面对自己的身体。

## 不瘦5千克，不换头像

我们到底能减多少体重呢？你在心里肯定有一个减肥目标，但是你有没有想过，自己的减肥目标符合实际吗？

根据大量的实验研究，加上我们的临床经验，其实这个问题的答案很简单：可持续的减肥目标，应该是在基线体重上减去大概10%，最多不超过15%。

所谓基线体重，并不一定是你减肥前的体重，而是你在过去6个月到一年间所维持的体重。打个比方，你现在的体重是60千克，在过去一年中，可能体重会有小变化，但是总体来说一直在60千克左右，这样的话，60千克就是你的基线体重。再打个比方，可能你现在是60千克，但是在3个月前，你的体重一直保持在55千克左右，而且保持了超过一年的时间，这时你的基线体重就是55千克而不是 60 千克。简言之，基线体重就是你最近一次维持了 6 个月到 1 年左右的体重。

所谓 10% ~ 15% 的减重幅度，是指如果你减掉基线体重的 10% ~ 15%，这样的减肥结果是可以长期保持的。并不是说你不可以减去超过 15% 的基线体重，而是说一旦超过了 15%，基本上是会反弹的。对大多数人来说，10% 是一个比较符合现实的目标，15% 的话，并不是每个人都可以达到，而且保持 15% 的成本非常高，是什么样的成本我们下面会讲到。所以我一般会建议你先试着减去 10% 的基线体重，当你达到了目标，可以再重新评估一下自己的情况。说不定到时候你会很满意，也不一定想要再付出太多的代价去减那多余的 5%。

那为什么这个数字是 10% ~ 15%，而不能是更多呢？这就跟定点理论（set-point theory）有关了。这个理论的中心点，就是每个人都有一个定点体重，也就是前面所提到的基线体重。当我们的体重显著高于或低于定点体重时，我们的身体会通过各种生理机制去改变体重，让体重恢复到定点体重。这是因为，定点体重很大程度上是由基因决定的，当我们在短时间内的减重量超过了定点体重的 15% 时，我们的身体得到的信息是"我们正在经历饥荒"，于是身体开始降低新陈代谢，减少主要器官的能量供给，减少不必要的肢体活动，大幅提高食物的吸收率。如此一来，我们的能量收支会趋向平衡，体重也就不再继续走低。这个也就是之前说的溜溜球式减肥背后的生理机制。

定点体重并不是一成不变的。如果我们的定点体重被改变并维持了一年以上，新的体重就会成为我们的体重。比如说，你在 18 岁的时候可能定点体重是 50 千克，但是当你的新陈代谢不断变缓，加上不健康的饮食作息，可能在 28 岁你的体重已经上升到 60 千克，这样 60 千克就成了新的定点体重，而你的身体会竭尽全力去维持 60 千克的体重。而且有一个坏消息是，定点体重很容易往上走，但是一般不会下行。也就是说，即使我们的体重从 60 千克降到了 55 千克，并且保持了 1 年以上，我们的定点体重也不会变成 55 千克，而是依然维持在 60 千克。所以如果我们不去坚持健康的生活习惯，体重就会很容易反弹。

就目前的科研来说，我们还不知道为什么定点体重只会增加不会减少，一个基于进化论的观点是，在过去的百万年间，人类经历了太多的饥荒，所以为了维持物种的延续，让定点体重往上走会显著提高人类的存活概率。只不过在食物充裕的今天，这样的生理机制很容易带来肥胖。

　　请你一定要明确这一点，很多人之所以无法坚持减肥，一个重要原因就是期望太高。我们常说期望越高失望越大，当你抱着一个压根不可能实现的目标，比如觉得自己可以在两个月内减掉 5 千克（当然这里说的是不以牺牲健康为代价的减肥），这时候你努力地克制饮食，坚持运动，一次次称体重，却发现一个半月过去了，只轻了 1 ~ 1.5 千克，自然会非常泄气、懊恼、自责、失望，这些负面情绪都会涌上来。付出了那么多却没看到理想的成果，人很容易自暴自弃，体重又升上去就一点儿也不奇怪了。

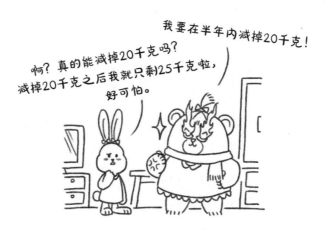

我知道你肯定还抱着幻想，不愿意死心。为了让你真正端正减肥的态度，我分享一些研究成果给你。

来自美国弗吉尼亚州精神病学及行为基因学中心的研究团队跟踪研究了 25000 对双胞胎和他们的父母，结果发现体重的 74% 左右都是由基因决定的，而 12% 左右是受后天的生活习惯影响的。（Maes, Neale & Eaves, 1997）也就是说，我们能改变的只有后者，大概是体重的 12%。

来自芬兰的研究团队进一步研究了体重的遗传性，他们从 20 个国家收集了八万多对双胞胎的相关数据，发现环境对体重的影响最大只能达到 20%，再除去一些我们不能改变的环境因素，比如食物来源、气候等，我们真正能够改变的只占体重的 10%。（Silventoinen et al., 2016）

如果我们一定要减掉基线体重的 15%，是需要付出很大代价的。你可能会想到，有一些人就是这么做的。比如一些女明星，我们经常会看到一些资讯，讲述她们为了保持身材，都付出了哪些代价。比如常年都要坚持每天只吃一点点，不管身边的人在吃什么好吃的，都必须能克制住；不管每天工作到多晚，有多累，都一定要锻炼至少 1 小时再睡；等等。如果碰巧你身边就有这样的人，那你应该更能体会这个过程有多艰辛。

在美国有这样一个数据库，叫作"国家体重管理注册处"，里面收集了超过 1 万名成功减肥者的信息，而这些减肥者平均减掉了 30 千克（大约是基线体重的 15%），并且维持了大约 10 年的时间。但是他们为此付出了怎样的代价呢？

两个来自美国的研究团队对这个数据库进行了分析，得出的结论是，为了维持这样大幅度的减重，他们必须要做到下面几条：

（1）极端地节食，每天摄入的热量不超过 1300 卡路里。一般来说女生每天要摄入 2000 卡路里，男生是 2500 卡路里，也就是说你要戒掉目前至少 40% 左右的食物，而且不能有例外。

（2）控制脂肪的摄入，不能超过总热量的 24%。一般来说，大家每天摄入的热量 30% 左右来自脂肪，那么在已经戒掉 40% 食物的基础上，要再戒掉 20% 的脂肪类食品，比如说巧克力、冰激凌、奶制品、油类肯定是不能碰了。

（3）每天保持 1 小时的高强度运动。每天的运动量应该等同于大约 10 千米的步行。

（4）他们更容易得心理疾病，也更容易暴饮暴食以及催吐。（Thomas et al., 2014; Raphaelidis, 2016）

减肥就像一个严格的面试官，容不得你偷半点儿懒。我不能说凭借意志力减肥完全不可取，或者这样的事你一定做不到。但我想问，这样的生活习惯有多少人能坚持下去呢？我们都是普通人，过度消耗自己的意志力，又何尝不是一种副作用呢？

更何况，我们想要减肥，都是希望更加自信更加快乐，所以比起身材更好，我更希望你首先做到自信和快乐。否则，就是舍本逐末。

1. 请按照自己的基线体重，计算一下合适、可持续的减重范围，重新确定自己的减肥目标。

2. 在接下来的一周内，当你觉察到自己想要追求不切实际的减肥目标时，请重新阅读本节的内容，尝试接受更合理的减肥目标。

# 不要盲目相信体重秤

很多减肥的朋友都求快，希望减肥立竿见影，而且会对自己的体重特别敏感，每天都要上秤称，甚至吃一点儿东西就要去称一下，刚运动完又要去称一下，生怕疏忽、懈怠了，但其实心里很清楚这样没必要。

测量体重看似很简单，其实背后的学问多着呢。我临床的主攻方向是饮食障碍症，厌食症的病人也好，暴食症的病人也罢，治疗中很重要的一部分都是监测他们的体重，从而获悉他们康复的情况。我们行业里有个不成文的规矩，那就是不使用市面上的体重秤。不论你用的体重秤有多高端——有的可以通过无线蓝牙和手机连接；有的甚至可以通过人体电流来测量体脂率；又或者最简单的弹簧式体重秤，这些体重秤我们在医院一概不使用。原因只有一个：这些面向消费者的体重秤是不可靠的，一旦使用时间过长，内部的测量部件会失去弹性，从而给出错误的结果。在一个正规的饮食障碍症治疗中心，我们所使用的体重秤是医疗级别的，必须要插电。它有一个硕大的底盘和扶手，每次启动的时候都要电动校准，而且每年还会有专业的技术人员上门维护。不知道你有没有过这样的经历：一直以为自己的体重是某一个数字，直到有一天你去别人家玩，碰巧用了别人的体重秤，却发现数字相差不小，最后发现自己的体重秤其实一直不准，令人啼笑皆非。

当然我并不是说，永远不要相信你的体重秤。个人不可能也没必要去购置一个医疗级别的体重秤，我只是希望给你提个醒，不要盲目相信体重秤的读数。除了体重秤的误差之外，还有许许多多的因素会导致你的体重在短时间内大幅浮动，甚至在同一天量出完全不一样的结果。我在临床实践中，经常遇到病人问这样的问题：我明明早上称重只有 60 千克，那天也没有吃多少啊，怎么到了晚上体重变成了 63 千克？我到底哪里做错了？其实哪里也没出错，人的体重在一天内本来就可以上下浮动 3～4 千克，这样的变化取决于很多因素：比如便秘可以导致体重上升，水肿也会导致体重上升；刚刚上完厕所去测体重跟刚吃完饭去测，结果自然会大不同；大姨妈要来的时候体重也会上升；天气热、出汗过多体重会下降；甚至生病发烧会排出体内水分，体重也会下降。要注意的是，在上述这些例子中，真实的体重并没有发生变化，只不过是体重的读数因为暂时性的外界因素发生了变化，和减肥没什么关系。

人体的真实体重在一天之内，甚至是两三天之内，是不会发生显著变化的。之所以同一天内我们在体重秤上得到不同的读数，完全是因为我们体内的水分含量发生了变化。人体重量的 65% 是水分，所以下次当你发现自己的体重在短时间内上升或下降了，不要担心

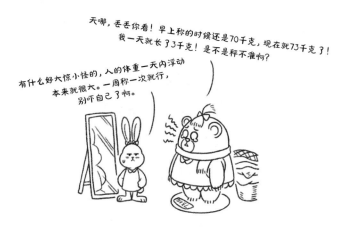

也不要不开心，因为最有可能的是你的身体吸收或失去了一定量的水分而已。

那我们应该多久量一次体重呢？你需要做到下面四个要点：第一，测量体重不应该超过一周一次，在减肥期间可以一周一次，维持减肥成果期间可以适当减到两周一次。第二，每次测量体重都应该在早晨，刚刚起床、上完厕所，但还没有吃早餐的时候，这样保证测量体重时的外界因素相对一致。第三，定期校准你的体重秤，举个例子，你可以在不同的体重秤上测量自己的体重，如果读数和自己的体重秤读数一致，那么说明你的体重秤还是准确的，不然就要考虑更换你的体重秤。第四，每周测量体重时把结果记录下来，只有当你的体重变化维持了四周或以上的时候，才算是真正的体重变化，而不只是体内水分的流失。

重要的事情要说两遍，在减肥的过程中，切记不要频繁测量体重。有太多因素会让你的体重在短期内发生变化，你在体重秤上看到的数字变化并不代表你的真实体重变化。而太过频繁的称重，会很容易引发我们上堂课所讲到的两极思维，只会给你的减肥帮倒忙，害得你紧张兮兮。记住，一周测一次体重就完全够了。

那么我们减肥应该遵循什么样的速度呢？2013年，当今世界最权威的医疗机构之一——美国心脏病学会公布了他们对成年人减肥的指南，他们提倡在 6 个月的时间里减去 5% ~ 10% 的基线体重，不建议比这更快的减肥速度，因为过快的减肥会带来并发症而导致不理想的长期效果。（Jensen et al., 2014）在 2016 年，美国营养和糖尿病学会发表了他们对成年人减肥的指引，他们也提倡在 6 个月内减去 5% ~ 10% 的基线体重，同时他们强调每周的减重不应该超过两英磅，也就是 900 克，不到 1 千克，最终的减重量不应该超过基线体重的 10%。（Raynor & Champagne, 2016）

根据临床科研的结果，目前业界所提倡的最理想的减重速度是每周 0.5 千克左右，大约在 6 个月内逐渐减去基线体重的 10%。

看到这样的数字，你有什么想法吗？有的人可能会说，如果我可以更快地减肥，又会有什么后果呢？身边的朋友都是在比较谁减肥更快，难道大家都错了？

过度求快不但不利于减肥成功，还会伤害身体，这几乎是一定的。相信你也遇到过为追求快速减肥而极端节食，结果出现各种问题的人。这时候我们往往会不甘心，不愿意相信这条路走不通。但是身体确实是有极限的，不尊重身体的极限，努力就只能是蛮力。这方面有太多证据了。比如美国亚拉巴马州大学的医学团队研究发现，如果减肥的速度超过了每周 1500 克，也就是 1.5 千克，患上胆结石的概率会显著提升。（Weinsier, Wilson & Lee, 1994）来自美国疾病预防控制中心的研究团队也证实了这样的结果。（Williamson, Serdula, Anda, Levy & Byers, 1992）如果减肥速度超过了一周 0.5 千克，前期效果虽然更好，但是坚持不了多久，而且会带来各种身体不适。

1. 请温习本节的内容，回答下面两个问题：第一，在减肥过程中，我们应该多久量一次体重？第二，减肥应该保持怎样的速度最好？

2. 以上问题的答案是：第一，一周一次，当体重变化持续了4周以上才算是真正的减重；第二，每周减重0.5千克左右，理想的目标是在6个月内减去基线体重的10%。

3. 在接下来的一周里，请调整自己量体重的频率和时间，做到每周一次，并且是在早晨刚刚起床空腹时测量。

4. 请根据自己的基线体重，计算合理的减肥速度，并以此指导自己的减肥过程。

## 要么瘦，要么死

虽然我们都希望减肥可以一帆风顺，但是亲身经历过的人都知道，减肥是个非常曲折、反复、让人抓狂的过程。减肥的旅途中每个人都会经历成功和失败，成功自然不难面对，但看着体重一点儿也不往下降的时候，你知道该怎么去面对吗？该怎么去坚持，而不是半途而废呢？

我们来做个小练习。请你准备好一张白纸和一支笔。接下来，在纸上画出纵横两条直线，竖着的 Y 轴代表体重，横着的 X 轴代表时间。因为我们只会用到第一象限，所以不需要画出负值部分。然后在 Y 轴上标出你现在的体重，以及你的目标体重。在 X 轴上标出从现在起一年的时间，以月为单位，也就是第一个月、第二个月，以此类推。

接下来你可以用画图的方式，来回答一个问题：你期待的减肥过程是什么样的呢？你希望你可以在多长时间内，从现在的体重减到你的目标体重？你应该在电视、网络上看到过不少减肥广告，他们描述的减肥过程又是什么样呢？用一分钟的时间在这个坐标轴上画出你理想中的减肥过程，从第一个月一直画到最后一个月。

现在来看一看你画出的曲线。如果我没有猜错的话，很多人会画出一条直线，或者是比较光滑的曲线，线从当下的体重一路走低，最终达到目标体重，到达目标之后体重一路走平。你画出来的图也是这样的吗？

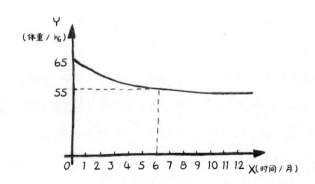

问题就在于，这样的曲线几乎从来不会在我们的真实生活中出现。我们再来做个小练习，来画出真实的减肥过程。

现在，请你把这张纸翻过来，在背面画出同样的坐标轴，Y轴上标出你现在的体重和目标体重，X轴上标出12个月份，然后根据我的说明来完成你的曲线。第一，我们预计可以在第6个月达到目标体重，你可以先用铅笔画出一条直线，从起点的当前体重，连到第6个月的目标体重。第二，在这6个月间，体重并不会直线般地下降，而会走一条"之"字形的蛇形路线。就像股票的走势一样，你的体重会在每个月内涨跌交错，但是整体是稳步下降的，画出来的应该是像一条锯齿。第三，在第7个月到第12个月间，你的体重并不会像一条直线一样停在你的目标体重上，相反，你的体重可能会反弹，然后下降；再反弹，再下降，如此反复地在你的目标体重周围浮动，上下浮动在4千克左右。

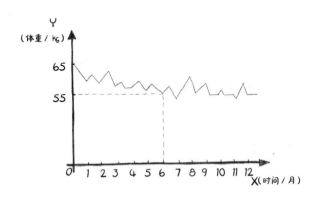

这两幅图和如何看待减肥效果有什么关系呢?

请你想象一下,如果你对减肥的期望是第一条曲线,但是你所面对的现实却是第二条曲线,你会如何应对这两者之间的偏差?在第二条曲线中,我们的体重的确是在缓慢地往下行,但是在某个月中,你的体重可能会反弹上升,让你一整个月的辛苦付诸东流,你会不会发狂呢?你会不会感到泄气呢?可以说,在减肥的过程中,体重在短期内的反弹是一定会出现的,这和你的主观努力可能没有任何关系。比如说你生病了,没有办法继续运动;或者说工作上的压力很大,没有时间去保证健康的饮食。生活中总有各种预料不到的意外,如果我们期待着减肥应该是一帆风顺的,那么一旦遇到短期的挫折,我们就会陷入两极思维之中。我们会觉得:如果我的体重没有继续下降，我的减肥就失败了；如果我这个月失败了，那么说明我的做法没效果，继续做也不会有效果。

两极思维，还有一个名字，叫作"非黑即白的思维"。就是说我们会把事情两极化，一件事情要么是黑的，要么是白的，但是我们忽略了这个世间大多数事情都是灰色的，很少有全黑或全白的事物。从减肥上来说，两极思维就是认为，减肥要么成功要么失败。只要我的体重变化和第一条曲线有任何出入，就说明我失败了。既然失败了，那么就不值得继续尝试了，反正也会继续失败。

从某种程度上来说，我们从小就被灌输了这样非黑即白的思维：电影的角色分为好人和坏人，孩子被分为好孩子和坏孩子，做好事有好报，做坏事会被惩罚。但是，等到我们长大了，才意识到，其实没有所谓绝对的好事或坏事，也没有百分百的好人或坏人。减肥也是一样，没有绝对的成功和失败，也没有人可以一蹴而就，大多数的减肥都是在不断起伏中最终达到目标。这并不代表你做得不好，它只是一个经过实践反复验证的客观规律。

你可能会疑惑，我们的减肥目标不就是要做到不反弹吗？是的，但这个不反弹是指长期稳定在理想体重的附近，而不是不允许体重有一丝一毫的临时性上涨。如果你对自己的要求过于严苛，那么只

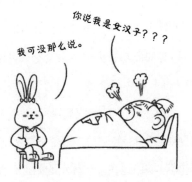

会带来不必要的自责，让自己更容易泄气。

这一点我相信你深有体悟，不少实证研究也都证明了，有两极思维的减肥者更容易体重反弹。更严重的是，来自西澳大利亚大学的心理学家们发现（Dove, Byrne & Bruce, 2009），有着两极思维的人更容易在减肥后被诊断出抑郁症，而越抑郁就越难减肥成功。

这样也就不难看出，减少两极思维对减肥和心理健康的重要性了。这里我教给你一个心理学小技巧，帮助你减少两极思维，可以做到智慧地应对减肥过程中的小起伏。

这个小技巧分为两步。

第一步是去发现自己的两极思维。一般来说，当你体验到消极的情绪时，要马上检查一下自己：我是不是产生了非黑即白的两极思维？我是不是把所有事物分成截然相反的两个类别，不是好就是坏？当减肥遇到挫折的时候，问自己：我是不是把减肥过度简单化了？

第二步叫作"找寻中间点"。其实也很简单，如果你发现自己的确出现了两极思维，比如没办法说服自己不要在意短期的效果，没办法说服自己不要过分懊恼，那么你可以在一张纸上画出两个点，它们各代表一个极端的意见，然后用一条直线将两点连接，标出一

个中间点，用一句话来形容这个中间点代表着什么。打个比方，比
如你最近因为放假，没有做到健康节制地饮食，体重有一点儿反弹，
这个时候你的两极思维可能是：我没管住自己，前功尽弃了，又要
从头开始。那么你可以把成功和失败当作两点标注出来，然后中间
点可能是这样的：减肥不可能是一直成功的，短暂的小挫败是减肥
的一部分，并不代表我前面的努力没用，我现在可以选择回归到减
肥的轨道上来，任何时候重新规范饮食作息都不晚。而且因为我前
面坚持了一段时间，有基础，所以回到正轨上来应该更轻松，能更
容易、更有效地继续下去。

●————————●————————————●

减肥失败　　　短暂的小挫折　　　　减肥成功
　　　　　　是减肥的一部分

作 业

1. 在接下来的减肥过程中，请一定要牢记：减肥本来就是起伏跌宕的曲线过程。非黑即白的两极思维，只会让我们减肥的效果更差，并且折磨我们的心情，消耗我们的信心。

2. 在接下来的一周里，请每天留心去发现自己的两极思维，常常问自己，有没有出现非黑即白的思维模式？

3. 当察觉到自己出现两极思维时，请参照上面的描述，努力寻找中间点，并以更平衡的思维，去指导自己的行为。

# 一口吃个瘦子

能够长期坚持下来的减肥饮食，
才是理想的减肥饮食。
不需要依赖意志力的减肥饮食，
才是有效的减肥饮食。

## 神奇减肥餐是不存在的

从第三章开始，我们要开足马力，全速进入减肥的行动阶段。

我之前提到过，减肥是个再简单不过的数学等式，左边是能量摄取，右边是能量消耗，当消耗大于摄取时，形成能量逆差，这样便可以减肥。所以第三章我们会着重讲能量的摄入，也就是饮食；第四章我们会讲解能量的消耗，也就是运动。

我到底应该吃什么来减肥呢？拿这个问题去问 100 个人，可能会得到 100 个截然不同的答案。有的说要低碳水饮食，有的说要低脂饮食，有的说要低糖饮食，还有的说要高蛋白饮食；有的说要过午不食，有的说要间歇性禁食，有的说要苹果减肥法，还有的说要生酮饮食……市场上还有各种类型的超级减肥食品，广告说吃了这些食品就能瘦，让人眼花缭乱、将信将疑。到底哪个才是真的有效？

　　答案非常简单：没有所谓的神奇减肥饮食，也没有什么食物可以让你吃了就能瘦。市面上千万种减肥饮食的方法和产品，其实背后的规律很简单：就是减少热量摄入。我不是说它们都不可取，只是它们都没有帮你抓住最核心的部分，那就是该怎么做才能长期坚持下来。它们都把效果夸大了，说得天花乱坠，导致很多人不知道该听哪一种，而且不管哪一种都难以坚持。我个人的临床经验是：能够长期坚持下来的减肥饮食，才是理想的减肥饮食。不需要依赖意志力的减肥饮食，才是有效的减肥饮食。

　　从实践的角度来说，理想的减肥饮食应该满足下面这四个要求。

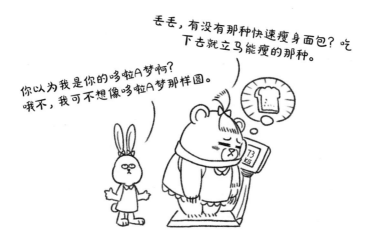

第一，理想的减肥饮食应该是可以持续下去的。市面上很多减肥饮食的确见效快，并且在短期内可以减去不少体重，比如苹果减肥或者是过午不食，在一个月内确实可以达到显著的减肥成果。但问题是，你可不可以长期坚持这样的饮食方式呢？"长期"并不是指3个月、6个月，而是未来的10年、20年。不错，对一般人来说，只吃苹果或者不吃晚餐，可以咬咬牙忍几个礼拜，但是没有人可以十年如一日地坚持下去呀。如果坚持不下去，不是又陷入了溜溜球式减肥的怪圈？

第二，理想的减肥饮食应该是容易执行的，并不会给我们的生活带来太多麻烦。比如说，如果我们当真要去遵循生酮饮食，每一顿饭就要花去很多的心思，要确保你的食物里脂肪和蛋白质对碳水化合物要维持一定的比例，而且你肯定希望食物里的脂肪可以有更健康的来源，比如海鲜、牛油果、干果。这样一来，首先，一日三餐肯定是要自己准备了，没有办法在外面解决，从购置食材、准备到储存，每一个环节都要时间。其次，如果遇上特殊情况，比如加班没办法回家煮饭，比如朋友聚餐，这些场合都没有办法符合生酮饮食的要求，太不方便了。

第三，理想的减肥饮食应该不会让我们总是饿着肚子。低碳水饮食，概念上来说是很完美，但问题是当你不摄入碳水化合物时，你的肠胃很容易变空，血糖下降也会很快，直接结果就是才吃完没过多久就又饿了。在短期内，我们可以用意志力忍下去，可是长期来看，总有那么一天自己会耗尽意志力，经不住诱惑，接着暴饮暴食，又变成了溜溜球式减肥。这也是为什么很多人都觉得减肥太苦。

第四，理想的减肥应该是健康的，对我们的身体没有伤害的。极端的减肥方式，一般都会对我们的身体健康带来不小的危害，一旦我们长期坚持这些饮食习惯，甚至会导致疾病。比如说，生酮饮食会直接带来肌肉萎缩、便秘、腹泻、酮酸中毒，也会提高我们得糖尿病、心脏病、肾结石的概率。间歇性禁食会带来消化道的问题，比如炎症以及对食物敏感，而且会增加得糖尿病的概率。这样的减肥，是不是得不偿失呢？

关于减肥饮食，我建议遵循"112"法则。其实，所有食物最终都可以归到下面这四大类：碳水化合物、脂肪、蛋白质（包含奶制品）和蔬菜水果。"112"代表的是，每一顿饭如果可以分成4份，那我们应该吃1份碳水化合物，1份蛋白质和2份蔬菜或水果。什么是1份呢？就是用眼睛去看食物的体积，只要大致体积符合这个比例就可以。或者用手掌大小来衡量食物分量，1份就是占1个手掌那么大面积的食物分量。这样一来，我们不需要太苛刻，不用去称食物的重量，也不用去费心计算卡路里。

打个比方，如果你把一顿饭要吃的东西都放在一个盘子里，盘子的一半应该是被蔬菜和水果覆盖的；剩下的一半里面，有一半是蛋白质，包括肉类、海鲜、豆制品、蛋、奶制品；另一半是碳水化合物，包括米饭、面粉制品、土豆等淀粉类食物。

这里最关键的有三点：第一，对大多数人来说，每天摄入的碳水化合物要远大于蛋白质，所以要注意多吃蛋白质。第二，不管是哪类食物，要尽量减少脂肪的摄入。脂肪包括蛋白质内的脂肪，比如说选择瘦肉而不是肥肉或五花肉；还有做饭时添加的脂肪，比如避免油煎油炸食品、重油食品，甚至包括蔬菜沙拉里的沙拉酱、橄榄油、芝士等。第三，碳水化合物尽量选择复杂性的碳水化合物，也就是我们平时所说的粗粮，包括五谷杂米、全麦产品等，因为复杂的碳水化合物需要更长时间来分解，这样就让我们饱的感觉可以维持得更久。

"112"法则最早来自糖尿病病人的饮食准则，它的优势在于：第一，容易坚持，大家一般都可以长期做下去；第二，比较方便，不像其他饮食方案那样苛刻，不管你是喜欢自己做饭还是经常外出就餐，总是可以找到相应的食物去做到"112"的比例；第三，不用挨饿，因为我们摄入了大量的蛋白质和复杂的碳水化合物，所以不会很快饿肚子；第四，"112"法则下的饮食不仅健康，还可以降低我们得糖尿病的概率，没有任何副作用。

　　减肥饮食最困难之处，在于如何找到一个饮食方案，既可以帮助减少热量摄入，更关键的是，又可以不用很辛苦就能长久地坚持下来。"112"法则抓住了减肥饮食最核心的部分，而且非常简单易行。

> 1. 如果你正在使用市场上的某类减肥饮食方案，请参阅上面的内容，回答这里提出的4个问题，看看自己的"减肥饮食"是否能够持续下去，有效并健康呢？
> 2. 在接下来的一周里，请每天遵循"112"法则，按照"112"法则来合理分配自己的进食量以及食物群。
> 3. 对大多数人来说，一般是碳水化合物摄入过多、蛋白质摄入过少，谨记做到碳水化合物和蛋白质的平衡。

## 吃饱了才有力气减肥

我们应该一天吃几顿饭呢？应该隔多久进食一次呢？市面上充斥着各种类型的进餐时间表，比如有的说"过午不食"，有的说"一日一餐"，有的说"要跳过早餐"。那么到底怎么吃才是可以持续、可以帮助减肥的呢？

要回答这个问题，我们先来做个小练习，了解一下我们的血糖指数在一天当中是怎么变化的。之所以选择血糖，是因为血糖直接反映着我们的能量供给状况，同时血糖和饥饿感紧密相连。所以它是一个很重要的指标，只有了解并遵循我们身体本身的规律，才可以科学聪明地减肥。

首先，准备好纸笔，在一张白纸上画出两个坐标轴，X 轴代表时间，Y 轴代表血糖指数。因为我们只会用坐标系的第一象限，你只需要保留正值。接下来，在 X 轴上先标出零点，也就是一天的开始。

假设你是早晨 7 点钟起床，那么接着在 X 轴上标出早晨 7 点，我们的血糖从凌晨到早晨起床是一条逐步走低的曲线，因为一夜没有进食，在早晨起床还没有来得及吃早餐的时候，我们的血糖会接近最低值。

然后假设你在起床半小时后，也就是 7 点半吃了早餐。一般来说，血糖会在进食 1 ~ 2 个小时后上升到一个峰值，然后在 1 ~ 2 个小时之后下降到最低值。所以请你在 X 轴上标注 7 点半早餐，血糖值开始逐渐上升，在 9 点半到达峰值，然后一路下降，到了 11 点半，血糖值会回到早餐前的状态。

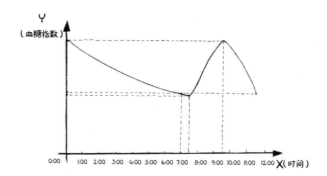

当我们的血糖值降到谷底时，身体会产生各种症状来提醒我们去进食，比如头晕、头重脚轻、身上发冷、饥饿感、没有能量、注意力不集中等。这个时候不吃，就很容易为后面的暴饮暴食埋下伏笔。所以11点半我们需要吃午餐，接下来血糖值会在下午1点半达到一个高峰，然后3点半降到谷底。这个时候还没有到晚餐时间，我们可以吃一些健康的零食，比如水果、蛋白质或者奶制品，配合少量的碳水化合物或脂肪。然后4点半到5点钟血糖值会上升到一个小高峰，可能只有之前高峰的一半，因为我们摄入的热量并不多。接着6点半到7点钟血糖值又降到谷底，这个时候也就到了晚餐的时间，接下来我们7点钟吃晚餐，血糖在9点到达高峰。

如果你一般在晚上10点钟左右上床睡觉，这个时候你的血糖值还没有走到谷底，即使有些饥饿，应该不会影响你入睡。但是如果你睡觉比较晚，比如11点半，当你准备上床的时候，你的血糖值已经降到最低值，饥饿感会让你很难入睡。所以我会建议你在10点钟的时候吃一些零食，比如说喝一杯牛奶，吃几块饼干或者一些坚果，这样你的血糖会小幅上升，不会让你在11点半的时候太过饥饿。

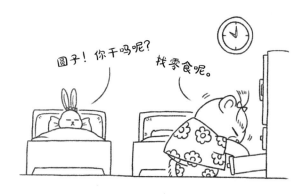

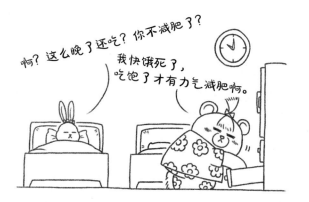

不知道你在做这个小练习的时候，有没有发现一些基本的规律？总结一下，在减肥过程中，我们应该遵循的关于进餐时间的4个要求：

第一，我们需要在起床半小时内吃上早餐，这对减肥很重要。早晨刚起床时，我们的血糖值处于全天最低点，及时吃早餐有利于唤醒我们的新陈代谢。你可能还记得在第一章我们提到过，提高我们新陈代谢速度的一个方法，就是吃一份比较均衡和丰盛的早餐。

第二，我们需要每4个小时进食一次。在吃了正餐之后（这里说的正餐包括早餐、午餐和晚餐），我们的血糖值会在2小时内上升到最高值，然后在4小时内恢复到进餐前的最低值。所以我们必须每4个小时进食一次，但是不代表我们需要每4个小时用一次正餐。比如说你的午餐是12点，但是一般你是在7点吃晚餐，那么中间会间隔7个小时，就需要我们在午餐3个半小时后少量地吃一些零食，这样保证我们的血糖值不会走得过低。

第三，那零食该怎么吃呢？这里也是有标准的。一般来说，正餐是指在一次进食中，你摄入了全部的4种食物群：碳水化合物、脂肪、蛋白质和蔬菜水果。而零食是指在一次进食中，你摄入了4种食物群里的至少2种。最常见的是水果蔬菜加上一些碳水化合物或是脂肪，奶制品也是很好的选择。比如说你可以吃一根香蕉配上一小瓶酸奶，或者是一个苹果配上一些核桃仁，又或者是一小包的苏打饼干加上一个橘子这样。

第四，晚上睡觉时要注意，千万不要在你的血糖值最低的时候上床。因为首先，你的饥饿感会影响到你的睡眠；其次，晚上是我们自控力最低，面对诱惑最多，同时负面情绪最容易感染到我们的时候，一旦血糖值过低，很容易出现暴饮暴食。所以要么早些上床，要么就是要提前吃适量的零食，从而避免血糖过低。

这样的进餐时间，叫作4小时极限法则，简单易懂，也就是每隔3～4个小时我们就应该进餐一次，并且起床半小时内吃早餐。大多数人一天醒着的时间有16个小时，也就是要进餐4～5次，这样就意味着大多数人应该保证一日三餐，加上一次或者两次的零食。

同时，4小时极限法则也意味着，在这4～5次进食之外，我们不应该摄入任何多余的食物。水分除外，但不可以是饮料，因为很多饮料本身包含大量的脂肪、糖分和碳水化合物，尽量不要喝饮料。

为什么我们一直强调要防止血糖值下降得过低？因为当血糖过低的时候，我们的认知能力会显著下降，情绪也会变得更急躁，这时我们的自控力相对比较低，加上饥饿感又强，结果你也可以预想得到。 你应该也有过大半夜突然很饿，忍不住到处找吃的，或者叫

外卖、吃夜宵；或者该吃饭的时候你已经太饿了，所以不由自主就
吃很多。4小时极限法则，就像是给我们的身体系了一根安全带，保
证血糖不会过高也不会过低，保持一个相对平稳的状态，就好像开
车不会猛踩油门也不会急刹车，身体可以收到"我处在安全的状态里"
的信号，而不会唤起饥荒模式，掉进溜溜球式减肥陷阱中。

1. 请从当下做起，全面遵循"112"法则和4小时极限法则来吃饭。

2. 请在接下来的一天里抽出20分钟的时间，根据你平时上班
或者上学的时间安排，制订一个你的进餐时间表。

3. 在接下来的一周里，请每天思考以下的问题：应该什么时
候吃早餐、午餐和晚餐？什么时候吃一点儿零食？可以准
备哪些零食？晚上应该几点钟上床睡觉？

## 吃了多少，立此存照

　　虽然"112"法则和 4 小时极限法则看上去很简单，但是做起来却不那么容易。主要有以下几个问题：第一，我们习惯了随意饮食，也就是用餐时间不固定。打个比方：今天早餐是 8 点钟，明天起来迟了，索性直接跳过早餐，结果导致午餐时暴饮暴食。第二，随意饮食还有另外一个形式，那就是用餐量和食物种类不固定。打个比方：今天晚餐回家自己做了饭菜，遵循了"112"法则，吃了适量的碳水化合物、少油脂的肉类和大量的绿色蔬菜，但是明天晚上突然一时兴起，和朋友出去吃了一顿炸鸡，然后又喝了一大杯珍珠奶茶。第三，生活中充满了各种随机事件，比如说工作上要求加班，本来计划好的"112"饮食计划受到影响；或者学校里有一份功课今天必须要完成，需要熬夜加餐，4 小时极限法则又被破坏。第四，严格遵循"112"法则和4小时极限法则，也就意味着你非常可能需要自己准备饭菜，这就对购买食材提出了更严格的要求。工作、生活本来就很忙了，现在还要在百忙之中抽出时间去逛超市和菜市场，如果没有提早做好计划，当然冰箱空空，最终落得叫外卖的后果。

所以在这一节里，我们要介绍一个非常有效的工具，帮助你实现"112"法则和4小时极限法则，这个工具就是饮食记录。

之所以采取饮食记录这个手段，有以下三个原因：第一，根据心理学的大量研究，如果我们想要改变自己的一些行为（比如戒烟、戒酒、减肥、减少人际冲突等），一个非常有效的方法就是每天记录自己有没有做这些行为，以及做这些行为的频率。哪怕我们并没有特意去改变这些行为，只是记录就足以实现行为上的变化。背后的机制是因为通过记录，我们对自己的行为更加自省，会更容易做出健康、利于自己的选择。所以记录自己的饮食，本身就会让你更容易实现健康饮食。第二，我们减肥的头号敌人就是溜溜球式减肥，就像我们之前说过的一样，暴饮暴食是有一定原因的，可能是当天过度节食，也有可能是受外界影响，被负面情绪引发的。如果我们不去记录自己的饮食，不去收集与饮食相关的数据，一旦出现暴饮暴食，我们并不清楚到底发生了什么，也就是说，当自己出错

唉！冰箱里啥也没了，今晚干脆叫外卖吧！

别啊，看，菜我买好了，来做饭吧。

累了一天了，真不想做饭，做饭好麻烦。

少废话！快去把蒜剥了。

的时候，甚至都不知道错在哪里，又怎么可能做到纠错呢？这就好比，你去修电脑，人家肯定需要电脑的错误记录，这样才能对症下药。如果我们不对饮食进行记录，就没有办法弄清楚为什么我们做不到健康饮食，到底是什么因素导致了我们没有办法紧跟"112"法则和4小时极限法，如此就会导致原地踏步。第三，健康的饮食需要大量的准备工作，不仅在进食的时间上需要准备，食材的购置和准备也需要计划，带饭上班说来容易做来难啊！特别是在这样工作节奏快、压力大的社会里，如果我们不提前做好准备，是没有办法做到健康饮食的，所以饮食记录不仅帮助我们记录当天的饮食，更可以帮助我们计划第二天的饮食。在饮食记录上我们会要求你对第二天做出一个初步的规划，时刻提醒自己。

饮食记录由两部分组成。一是页眉。这部分需要我们提前一天完成，对第二天做出一个大概的饮食规划。打个比方，可能你会写上：早餐在家，鸡蛋、全麦面包、豆浆；午餐自己带饭，蔬菜鸡肉饭；晚餐在家，地瓜、牛油果、蔬菜沙拉；零食是酸奶和橙子，大概一行字的内容就足够了，不需要规划用餐时间，最重要的是你要知道第二天自己会吃什么，应该准备怎样的食物。

饮食记录的第二部分是正表，看起来复杂，做起来很简单。每次用餐的时候（不论是固体食物还是有一定热量的液体食物，比如奶茶、酸奶等），你要在正表中记录下来，写上进食的具体时间、你所处的地点以及进食的具体内容。针对进食的具体内容，应该写到多详细呢？举个例子，前面提到的"晚餐在家，牛油果、蔬菜沙拉"，可以这样记录：一个地瓜、半个牛油果、若干生菜黄瓜，加上橄榄油。这里的记录不需要太细致，不需要计算卡路里，更不需要给食物称重，记录下食物的名称和大概的分量就足够了。记得在"112"法则里我提到了用手掌大小来衡量食物分量吗？我们甚至可以这样来记录，比如前面提到的"午餐自己带饭，蔬菜鸡肉饭"，可能是：一手掌的鸡肉、一手掌的米饭、两手掌的西蓝花，如此记录不仅形象易懂，还可以直接帮助我们贯彻"112"法则。

关于饮食记录，还有一个很重要的诀窍。在所有的饮食记录上，要标注出起床和入睡的时间，这个可以帮助我们贯彻4小时极限法则。打个比方，如果你今天7点钟起床，那么可以在表中写下"时间：7点钟；地点：家；食物摄取内容：×××"。如果遵循4小时极限法则的话，我们应该在7点半之前吃完早餐，同时晚上最后一次进食的时间和入睡时间不应该有超过4小时的间隙，所以记录下来起床和入睡时间也是很重要的。

　　饮食记录的最后一部分是关于暴饮暴食的分析，这里的重点是记录下每一次自己的暴饮暴食（包括时间、地点、暴饮暴食的内容），以及通过完成"发生了什么"这一栏，去加深自己对暴饮暴食的理解。我们在第一章讲过暴饮暴食的诱因，总的来说，要么是生理因素（比如过度节食、溜溜球式饮食），要么是心理因素（比如负面情绪、压力过大），当然也可能是生理和心理因素双重作用。所以暴饮暴食之后，你要认真地问问自己：是怎样的事件、环境、情绪导致了这一次的暴饮暴食？在暴饮暴食发生前，自己处于怎样的状态？在未来，我可以怎样改变，从而让自己不再陷入暴饮暴食的陷阱之中？一旦对此次的暴饮暴食有了清楚的认识，就可以参考前文内容，从而进行干预。如果是负面情绪，可以考虑使用"情绪化进食"一节里介绍的技能；如果是因为溜溜球式饮食，就要认真遵循"112"法则、4 小时极限法则、利用饮食记录进行提前规划。

1. 请从今天开始，每天完成一张饮食记录。

2. 如果有机会在每次进食之后立即记录最好，如果时间不允

   许，在晚上的时候一次性完成也是可以的。

3. 在完成饮食记录的同时，请每天为第二天的饮食进行规划

   和准备。

4. 如果最近有暴饮暴食的行为，请利用饮食记录进行分析，

   是什么样的因素导致了暴饮暴食？

# 饮食记录表

日期：_____

饮食计划（提前完成）_____

| 时间：<br>什么时候? | 地点：<br>在哪里? | 食物摄取内容：<br>你吃了/喝了<br>什么? | 暴饮暴食：<br>有暴饮暴食吗? | 发生了什么：<br>怎样的事件、<br>环境、情绪<br>导致了暴饮暴<br>食? |
|---|---|---|---|---|
| | | | | |

## 眼不见为净

想要减肥，或者说想要养成健康的饮食习惯，最有可能的结果，是你要自己准备食物。这不仅意味着你要自己去采购食材，还要自己去寻找食谱，还要自己去准备食物，到头来还要自己去清洗盆盆罐罐。这些都是苦功，但是如果想要养成健康的饮食习惯，除了自己煮饭之外，其实并没有第二个选择。吃快餐、吃外卖、外出聚餐，方便当然方便，味道自然更好，但是你知道为了在好吃的同时节约成本，外面的餐馆会对食物进行怎样的加工吗？好吃，无非来自两个元素，一个是高糖分，一个是高脂肪。讲起来也很简单：炸鸡好吃吧，那就是油炸的神奇功效；奶茶好喝吧，天知道里面放了多少勺糖；巧克力冰激凌过瘾吧，无非是大量糖和脂肪的混合物。不过分地说，什么肉在油里滚一滚都是香的，什么饮料加上糖都是让人回味无穷的，但是脂肪和糖分是热量最高的食物成分，这样吃下去，我们到哪一天才可以减肥成功？

自己准备食物的好处有三：第一，自己准备食物、购置食材，可以对食物有绝对的控制，不仅可以控制食物的质和量，还可以自由支配食物的加工方式，不仅减肥，还健康，而健康是无价的；第二，自己准备食物，会增加运动量，去超市购置食物要走路，准备食材要动手，甚至洗碗洗碟也是运动，这些都可以增加我们的附属运动量，自己煮饭也是一种身体运动；第三，自己准备食物，还可以省钱，就算不省钱，一样的价格，自己做饭可以吃到更高质量的食物，而且一旦养成自己做饭的习惯，还能练得一手好厨艺，不论是在亲密关系（比如厨房里露一手，博得男女朋友的倾心），还是家庭关系（比如给爸妈做一桌好菜）中，都能有所收获。

既然要科学聪明地吃，我们的厨房也需要和减肥、健康饮食相匹配。同时，厨房一般是我们情绪化进食最常发生的场所，所以需要格外小心。在接下来的一周里，我希望你可以抽出一天时间，给厨房来个彻底的大扫除。我们的任务非常简单，彻底地整理厨房里的"库存"，保证家里不囤积任何容易导致暴饮暴食的食物。厨房大扫除有这样几条原则：

第一，高糖分、高脂肪的食物请当场扔掉，或者可以赠送出去，重点是请你务必在当天处理掉这些"极具进攻性"的食物，不要拖延。

第二，高度加工过的食物也请当场扔掉，高盐量、高味精鸡精、腌制类食物（比如方便面、方便火锅、辣条、真空包装小吃等）不仅对我们的健康无益，还会让我们胃口大开，进而导致暴饮暴食。

第三，简单的碳水化合物，特别是白面粉、白米饭类的细粮，可以保存，但是最好购置一些粗粮（比如紫米、黑米、各种豆类）。两者可以混合起来，这样既保证了口感，也实现了健康饮食的目标。

第四，如果因为其他因素（比如和人合租或者住在家里），没有办法把那些高糖分、高脂肪的食物"清扫"出去，那么至少请你和朋友家人商量一下，把这些具有"高诱惑力"的食物放在橱柜里，或者放到一个你自己不容易发现的地方。

当厨房打扫完成之后，就要进行第一次的健康饮食大采购，不论你是亲身出动去超市采购，还是选择网购（我建议亲身前往，因为可以顺便走走路锻炼身体），请你注意以下几个事项：

第一，在购买任何食物前，请仔细留心该食物背面的营养标签，有这么几个数字你要特别注意，包括糖分、脂肪、蛋白质（一般以"克"为单位）以及卡路里量。我们不需要过于敏感，我个人建议这么去选择：比如要买吐司面包，我们可能有 3 ~ 5 种选择，请将不同面包背后的营养标签进行比较，如果同样的重量，某吐司面包的糖分最少，卡路里较低，那么就选择这个牌子的面包。总的来说，我们希望在同样重量下，选择糖分少、脂肪少、蛋白质高、卡路里量低的食品。

第二，请避开高度加工过的食物，特别是放上一两年也不会坏的食物，那些食物一般都添加了化学物质。也请避开重口味的食物，一般来说，越清淡的食物越健康。

第三，碳水化合物是不可缺的，但是请尽量选择粗粮。脂肪也是不可缺的，但请尽量选择植物类、非饱和的脂肪（比如牛油果、橄榄油或者坚果）。蛋白质也是不可少的，但请选择精瘦的肉类或者鱼类，尽量不吃肥肉，白肉比红肉更健康，但是适量的红肉也是必需的，植物蛋白也是好选择（比如豆类等）。

第四，请切记，千万不要在空腹的状态下去逛超市、选购食材，最好在行前做好规划，写好购物清单，不要陷入冲动式购物的陷阱中去。

第五，生活是难以预料的，有时候我们会面临短暂但是高强度的压力，有时候我们可能生病，没有时间或者体力采购和准备食材，那么我们要提前准备好，保证家中有足够的健康口粮。这些口粮最好是不容易坏的，又方便储存。比如各种杂粮可以煮上一锅粗粮粥，或者冷冻的饺子，又或者是冷冻的荞麦面等。这样可以让我们在最脆弱的时候可以渡过难关，而不是进行情绪化进食。

第六，请不要贪便宜，不要因为买多件可以打折，就一次性买上好几包食物。请按需购置食材，最好一周去两三次超市，每次准备接下来两三天的食物，这样不仅食材新鲜健康，也可以多增加运动量。

第七，考虑一下可以购买怎样的健康零食，完全戒掉零食不现实，也持续不下去，但是摄取高糖分、高脂肪的零食也不可取。对你来说，怎样的零食是既解馋又健康的呢？打个比方，碳酸饮料可以用无糖的碳酸水来取代，或者无糖酸奶、无糖高纯度黑巧克力、日式毛豆等。

当你完成了厨房大扫除和第一次的健康饮食大采购之后，接下来的任务就是如何按照"112"法则和4小时极限法则，通过饮食记录规划每一天的用餐，然后按照饮食规划来进行食材的采购和准备。一般来说，早餐大家相对都是比较固定的，早餐的时间也比较紧张，而晚餐可以一次性多煮些，这样剩下来的晚餐可以打包起来放进冰

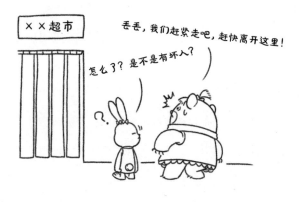

丢丢，我们赶紧走吧，赶快离开这里！

怎么了？是不是有坏人？

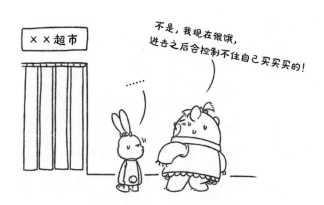

不是，我现在很饿，
进去之后会控制不住自己买买买的！

……

箱，第二天带去上班，如此午餐的问题也就轻松解决了。只要再准备好足够的、方便携带的健康零食，你的厨房也就升级完成了！

1. 请在这周末空出一天时间，给自己的厨房来个大扫除，同时进行一次大采购。
2. 大扫除和大采购的时候，请遵循本节所提到的原则。
3. 从今天开始，请尽量做到自己在家准备自己的食物，减少外出饮食，为自己的健康饮食负起责任。

## 下雨天和巧克力并不配

当然，关于吃，我们在减肥中还会遇到形形色色的障碍，比如说禁不住诱惑，遇到喜欢吃的停不下来，有情绪的时候管不住嘴，不知不觉就会吃多，还有各种关于吃的坏习惯。

不得不说，我们今天生活在一个对减肥非常不友好的时代，因为环境中到处充斥着美食的诱惑。就从食物的获取来说吧，过去大家都是在家吃饭，经济上不允许经常下馆子。而在今天，我们可以随时出去吃，大街小巷都是饭店，食物的种类也多得让人眼花缭乱。而且一天24小时都可以叫外卖，我们可以轻而易举地吃到任何想吃的东西。

还有各类美食广告，也在我们的生活中无处不在。比如地铁站、商场里、电视上，经常能看到诱人的食物图片，可能你本来没想到要吃，但是看到广告之后就被引得流口水。你有没有这样的体验？周末外出吃饭，在不熟悉的饭店点餐的时候，哪个菜的图片看起来更好吃，就会倾向于点哪个菜？这些都是视觉刺激在无形中激发我们的食欲。

更过分的是，有些广告会打情境牌，就是让人们形成一种思维定式，在某种情况下自然想到要吃某种东西。我问你几个问题，你就能检查自己有没有受到影响。看电影时吃什么？下雨天吃什么？逢年过节一家人团聚吃什么？我猜你立刻会想到一边看电影一边"咔嚓咔嚓"吃爆米花或薯片，想到那句广告词"下雨天和巧克力更配"，想到一家人围着圆桌吃火锅，或者喝各种有节日气氛的饮料。可以不夸张地说，我们的很多饮食习惯就是被各类广告在悄无声息中培养起来的。

以上这些都是环境带给我们的诱惑。有这么多美食的刺激，想管住嘴自然就变得很难。很多时候我们受到外界信号的干扰，在并不饿的时候去吃，只是为了眼睛、为了嘴巴去吃，而不是因为我们的肚子空了。

在心理学上有个很有名的理论，叫作经典条件反射，可以解释这种现象。了解了这个心理学原理，你就可以运用它来改变自己在过去养成的坏习惯。

最著名的经典条件反射，就是苏联心理学家巴甫洛夫对他的狗做的实验。在这个实验中，一开始他每次给狗喂食的时候，都会摇铃。经过很多次重复后，狗一听到铃声就会分泌唾液。到后来，他只摇铃不把食物拿出来，狗依然会分泌唾液。你会发现，好像狗已经学会了把铃声和食物自动联系起来，一听到铃声，就知道要开饭了。这种影响来自身体无意识的反应，而没有经过头脑的思考。其实就是因为一次次的重复，强化了两种东西的关联性，而本来这两种东西并没有任何关系。我们把食物叫作无条件刺激，因为见到吃的会分泌唾液，是很自然的反应；而把铃声叫作有条件刺激，因为只有把它跟食物联系起来时，狗才会分泌唾液。

这很像我们的某些饮食行为。就拿看电影来说，我们进电影院的时候，常常会不由自主地想去买爆米花和可乐。很多时候电影院还会举办活动，提供免费或者打折的爆米花和可乐，他们的目标就是希望你在享受电影的同时，把爆米花和可乐跟看电影的快乐建立起联系。经过几次重复之后，你就会认为，看电影就应该边吃爆米花边喝可乐，不然就好像少了点儿什么，看不尽兴似的。

一样的道理，如果你留心身边的各种食品广告，商家常把巧克力和爱情联系起来，又或者把快餐食品（比如说肯德基的全家桶）和亲朋好友的聚会联系起来，这些信息不停地传输给，你就会在不知不觉中形成条件反射，因为触发了某种情境而去吃，而不是真的想吃某样东西。

当然这里只是列举一些比较典型的例子，生活中还有很多，你也可以有意识地去发现。其实最可怕的地方，不是你认识到了却改不了，而是你压根没有意识到。

来自美国达特茅斯学院的研究团队，给孩子们看广告片，一半的孩子看食物的广告，一半的孩子看百货公司的广告，同时给这些孩子发零食。结果发现，看食物广告的孩子比看非食物广告的孩子多吃了超过 30% 的零食。（Emond, Lansigan, Ramanujam, Gilbert-Diamond, 2016）来自美国耶鲁大学的心理学家们做了一个类似的实验，结果发现，看食物广告的孩子比看玩具广告的孩子多吃了超过 45% 的零食。（Harris, Bargh & Brownell, 2009）你可以看到，这种无意识的进食有多可怕。

既然经典条件反射的威力这么强大，我们该怎么去纠正它呢？这里分享给你两个心理学技巧。简单讲，就是用新的条件反射去代替、消除原来的条件反射。

　　第一个技巧是，我们可以把这个常常诱惑我们的情境，和另一样跟食物没关系的东西关联起来，原来的联结就会减弱。比如在家看电视、电影的时候，你可以找另外一件让你愉快的事来代替吃零食。比如说看温情片就泡上一杯热茶，盖上一块温暖柔软的毛毯，抱着一个玩偶，舒舒服服地蜷缩在沙发上，要是可以点上些蜡烛、香薰就更棒了。要是看恐怖片，可以关上灯、拉起窗帘，拉上几个有同样爱好的朋友席地而坐，营造一个恐怖的氛围。久而久之，用新的习惯取代原来看电视、看电影就要吃零食的习惯。再比如说，一到节假日朋友聚会，我们很自然地就会认为，聚会嘛，就应该去餐厅大吃一顿。但谁说聚会一定要去餐厅呢？为什么不可以去爬山、打球、散步、桌游呢？商家自然希望我们把朋友聚会和食品消费关联起来，但是如果我们可以把聚会和非饮食的场所、活动关联起来，重复几次以后，你就不会在第一时间想到要去聚餐了。

　　第二个技巧是，我们可以训练自己，把吃和某个特定的场合关联起来，告诉自己只能在某某场合进食。打个比方，在家里，我们唯一可以吃东西的地方应该是餐桌，我们不应该在餐桌、厨房之外的地方进食。但是很多时候，我们养成了这样的习惯，在沙发上坐着要来点儿零食，在床上躺着要来点儿零食，在书桌前坐着也要来

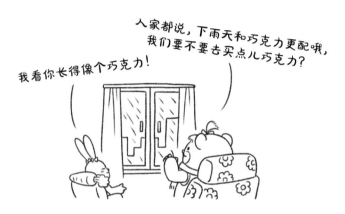

点儿零食。这里我请你给自己定个规矩：从今天开始，不论是正餐还是零食，必须在餐桌上进行，不可以在其他场所进食。不论是客厅还是卧室，食物不应该出现在这些场合，这样一来我们就可以慢慢减弱沙发和零食的关联，也就可以改变我们随时随地吃零食的习惯。还有就是在吃东西的时候，应该杜绝一切活动，不可以看电视，也不可以看手机，也不应该一直聊天。吃饭的时候就应该专注在吃饭上，这样也可以削弱饮食和手机、电视之间的关联。

　　除了这两个技巧之外，还有一个很好的办法，可以用来确认到

底自己是真的饿才想吃东西，还是因为受到环境的诱惑。还记得我
们之前讲的 4 小时极限法则吗？最简单的方法就是来查一查，自己
最近一次吃东西是什么时候，是正餐还是零食呢，应该可以维持多
久？比如说，如果你在两个小时前才吃了午饭，那这个时候血糖值
应该处在峰值附近，不应该饿，所以应该是环境信号、条件反射在
作怪。但如果你是在三个小时前吃了零食，那这个时候血糖值的确
比较低，有饥饿感是正常的，可以考虑依据"112"法则和 4 小时极
限法则，来安排自己吃一点儿东西。

1. 在接下来的一周里，当你想吃东西的时候，请进行分析：
   是不是自己出现了条件反射？

2. 请仔细观察，列出一到两个自己在生活中养成的不健康的
   饮食习惯，也就是一到某种环境下就会想吃某种东西。

3. 请利用本节介绍的两个技巧，去改变这样的饮食习惯，一
   是把吸引你吃东西的情境跟别的、跟吃无关的东西联系起
   来，二是把进食的行为和某一个特定的场所联系起来（比
   如说餐桌之外的地方不可以进食）。

# 一千克的铁和一千克的棉花一样重

　　减肥是一个神奇的矛盾体，一方面我们都知道要少吃高脂肪、高糖分的食物；另一方面我们都有自己很爱吃的东西，哪会这么容易就放弃自己的真爱呢？有时候我的病人会和我说，我知道吃这个对我体重不好，但是如果我连它都不能吃了，那我活着还有什么意义。你是不是也有这样的困惑？面对减肥和特别喜欢的食物，必须要做出一个选择，于是心里很矛盾、很痛苦。在这节中，我会给你指出一条新路，希望从此你不用再纠结。

　　首先我们要明确一点：有些食物对你特别有吸引力，并不代表你真的爱吃它。上节我们提到经典条件反射，也就是说这种食物和其他东西有关联，导致你习惯性地选择它。比如生日要吃生日蛋糕，聚会要吃火锅或者全家桶，看电影要吃爆米花。排除了这个因素，你真的喜欢某种食物的味道或者口感，这类食物才是我们这节课要讨论的。

在减肥过程中，遇到喜欢吃的东西时忍不住，碰巧你爱吃的又都是容易发胖的食物，你通常会怎么解决这个难题呢？市面上的减肥饮食方案，一般会要求我们彻底戒掉这些高糖分、高脂肪的食物，你试过这样去做吗？结果又怎么样呢？我的很多病人曾告诉我，说他们对一些食物就像上了瘾一样，怎么戒也戒不掉。在他们眼里，只有两个选择：要么永远不再碰这些食物，要么就永远胖下去。这就是在第二章提到过的两极思维，非黑即白的两个极端，没有中间点。

我知道很多人都是这么想的，他们觉得要想瘦，就必须在爱吃的东西面前管住自己，这是一对不可调和的矛盾。但实事求是来说，如果我们遵循这样的两极思维，彻底抵触某种食物，反而更容易丧失控制力，在某一天没能克制住自己的时候，就会暴饮暴食，面对自己爱吃的东西大吃特吃。我相信你有过类似的体验。

英国利兹大学医学院和美国营养学会等很多权威机构和人士的研究，也都证实了这一点。目前业内的共识是：我们不应该彻底戒掉某些食物，相反，我们应该想办法适量地摄入各种食物，包括自己喜欢的高热量食物。这里，一定要注意到关键词是"适量"。

所以从专业的角度来看，直接戒掉自己喜欢的食物，从长期来说并没有效果，反而会弄巧成拙。两极思维，我们之前也详细解释过，最终会带来溜溜球式的减肥，从而导致体重反弹。那么我们该怎么处理自己喜欢吃的高热量食物呢？这里我介绍三个心理学技巧。

第一个技巧是，既然你爱吃，很难彻底戒掉，那不如把它加入你的日常饮食。

你可能会问：你这是鼓励我去吃这些高热量食物吗？那我还怎么减肥呀？不是这样的，我的意思是，我们与其采用两极思维，最后让这些高热量食物成为我们的主人，为什么我们不可以把它们主动安排到我们的饮食计划中来，让我们做它们的主人呢？不错，这些食物是有着高热量，但是高热量的食物只要能少量、有限度地吃，并不一定会导致长胖。换句话说，甜品甚至油炸食品，只要它们能被安排进你的减肥食谱，符合我们的"112"法则和4小时极限法则，你仍然是可以吃的。

比如本来你今天下午的零食准备吃一小杯酸奶和一根香蕉，你大可以用一小包巧克力来取代你的酸奶和香蕉，只要保证你摄入的热量和酸奶加香蕉的总和差不多就行了。一定要记住，没有哪些食物一定会让人变胖或变瘦，而是食物内包含的卡路里才会决定我们的体重，只要热量是相等的，巧克力并不会让你长胖。所以，我们要做的就是仔细地规划，把自己喜欢的食物安排到饮食方案中来，一周两三次最佳，既不会影响体重，又可以让我们解馋，减少暴饮暴食的概率。

第二个技巧是，当我们把这些食物引进我们的就餐单的时候，最需要小心的就是注意这些食物的分量。因为我们爱吃，所以会很难管住自己的嘴，很容易一直吃下去停不下来，这样就会违背我们的饮食计划。

这里有几个小诀窍，一个是不要在超市购买大包装的食物，想吃的时候，可以去街角的便利店买。一般情况下，大包装或者多包装的价格会便宜很多，我们很容易被引诱着买更多在家囤着，但是一买多，自然就容易吃得更多。小包装就比较安全，吃完了也就没有了，很多时候因为人的惰性，我们不大可能再出门去买更多。

还有一个诀窍是，和身边的人一起分享，这样就可以保证不会自己一个人把一整包都解决掉，毕竟在别人面前暴食的机会会小很多，我们也会更自觉。

接下来介绍第三个技巧，对于什么情况下允许自己去吃喜爱的食物，我们可以制订出一些规则。

比如我们可以将自己喜爱的食物作为奖励，来激励自己去完成

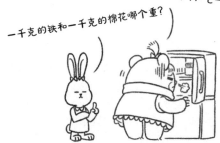

哎呀,怎么办,我刚刚没忍住吃了一小块巧克力!
本来只允许自己喝一小杯酸奶和吃一根香蕉的。

一千克的铁和一千克的棉花哪个重?

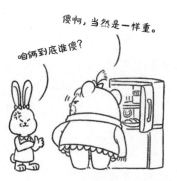

傻啊,当然是一样重。

咱俩到底谁傻?

某些任务。举个例子，如果我这周末前可以把手头上这份工作或功课做完，我就允许自己在周末的时候，吃一小包糖果或一小包薯片。这样的话，我们既可以防止冲动型进食，又可以让自己在其他领域更成功，积累更多正面的情绪，从而减少我们对食物的依赖。还有就是我们上一节讲到的内容，进食应该只能在餐桌上进行，在其他场合（包括客厅里、卧室里、公共交通工具上、大街上等）就不应该吃东西。同样，遵循"112"法则和 4 小时极限法则，一定要确定，自己是在身体需要的时候才吃，而不是因为馋而吃。

作 业

1. 请问问自己：如何把喜爱的高热量食物加入自己的日常饮食中来，又可以不过量？

2. 在接下来的一周里，请利用这一节介绍的三个技巧，规划一下怎么把爱吃的食物融进减肥饮食计划中，比如计划什么时候吃多少，要满足什么样的条件才会奖励自己吃，怎么确保自己会购买小包装或者是和别人一起享用。

## 让我往东，我偏往西

在第一章，我们学习过怎么判断自己有没有情绪化进食，我也让大家在自己的生活中去观察，究竟什么样的情绪会诱发你的情绪化进食。

那么当情绪不好的时候，我们该怎么管住自己的嘴，摆脱原来的不良习惯呢？在介绍方法之前，我们需要先认清一个很重要的事实：当负面情绪来袭，你可能会有用饮食来疏导情绪的冲动，这个时候单纯去控制饮食是没用的。

情绪化进食的根源其实并不是我们管不住自己的嘴，而是我们管不住自己的负面情绪。这就好比家里因为煤气阀门漏气引发了火灾，这个时候单纯去把火扑灭没用，关键是找到根源，把煤气关上，才能彻底解决问题。所以想要减少情绪化进食，就需要一些情绪管理的方法。

这里我介绍给你一个四步情绪管理法。只要你能做到这四步，自然就管理得了你的负面情绪。不仅可以防止情绪化进食，还可以提高你的情商，让你在生活中更成功。

这个四步情绪管理法其实来自辩证行为疗法（DBT），也就是当下国际上最推崇的暴饮暴食的干预方式之一。这四步分别是：观察并描述情绪、停止行动、核查事实和反方向行为。

第一步，观察并描述自己的情绪（observe and describe emotions）。

当我们觉察到自己在情绪化进食或者有情绪化进食的冲动时，最重要的一步就是用简单的词来描述自己的情绪。很多时候我们只知道自己心里难受，然后就去大吃特吃了，但是从来没有去仔细看一看，这些难受具体都是些什么。只有认清了情绪，才谈得上管理它。

常见的负面情绪大概可以归纳为下面的五大类：抑郁／难过，焦虑／紧张，反感／恶心，生气／愤怒，内疚／羞耻。你可以先给自己的情绪归类，然后用数字来标注情绪的强烈程度。比如从 0 到 100，我的焦虑可能是 70；或者我现在很抑郁，强度是 85。如果你不太清楚自己目前感受的到底是什么样的情绪，那么请利用我们在第一章介绍的 ABC 模型，逐一写出 A. 诱发事件、B. 认知和 C. 行为和情绪，看看能不能用 ABC 模型来理解你的情绪。只有对自己的负面情绪有了清楚的了解后，才可以进入第二步。

第二步，停止手头一切行动（STOP）。

关于这个技巧，其实一共又有四个步骤，分别是 S、T、O、P四个字母，连起来就是 STOP。

S 代表的就是 stop，也就是说，当下无论你在做什么，想去做什么，或者已经做了什么，都不重要，停止一切手头的行动。就像我们小时候玩过的"谁是木头人"的游戏，我需要你在这一瞬间定格，不论已经开始情绪化进食，还是有情绪化进食的冲动，先停下来。

T 代表的是 take a step back，也就是说退后一步。这里我需要你做的是双脚退后一步，比如你有去冰箱拿蛋糕的冲动，那么就远离冰箱一步，甚至可以离开厨房；比如你有用手机叫外卖的冲动，那么就把手机放在桌子上，远离手机一步，甚至可以去另外一个房间。

O 代表的是 observe，也就是说静下心来观察当下正在发生什么，自己为什么想要进行情绪化进食，自己在哪里，今天发生了什么。举个例子，当你离开了厨房后，我需要你深吸一口气，然后观察刚才到底发生了什么。可能你今天压力很大，对一些事情很焦虑，刚才想用甜食来安慰自己。

P 代表的是 proceed mindfully，也就是回归理性，去做自己该做的事情，做出不继续情绪化进食的决定。比如你离开厨房，认识到是因为紧张焦虑才引发了情绪化进食，那么接下来，你去做什么更有效？可能出门一会散步，又或者打个电话给好朋友，又或者可以去洗个澡让自己的心静一静？你也可以问问自己：我想继续回到情绪化进食中去吗？我会后悔吗？当你能收敛自己情绪化进食的冲动时，就可以进入第三步了。

第三步，核查事实、对情绪进行检查（check the facts）。

这一步我们在第一章也介绍过，这里你可以顺便复习一下。讲到底，就是要问自己两个问题：第一，我的情绪和现实情况相符吗？如果同样的事情发生在另一个人身上，他们也会有同样的情绪吗？打个比方，今天上司给了我一些工作上的反馈，虽然总体是满意的，但是他给了我两点建议来帮我提高工作效率。我现在感觉到很强烈的内疚，有 80 分。这个时候我就要核查一下事实了，事实是今天上司对我的工作表现给予了好评，他在给建议时态度很诚恳，所以应该不是在批评我啊。这样核实后，我们发现自己的情绪和现实并不一致，就相当于重新评估了自己的情绪。

你要问自己的第二个问题是：我的情绪强烈度和现实情况相符

吗？面对同样的情况，其他人会有同样强烈的情绪吗？打个比方，我明天要给同事做一个工作报告，我现在很焦虑，大概有90分，我担心自己PPT做得不好，担心别人会笑话我。这时候我的焦虑感可能和现实比较符合，但是这个强度是不是有些极端？大家一般都只是很重视这个工作报告，从来没有人去批评做报告的人，所以这么一想，我的焦虑感可能应该是40而不是90。如果你用核查事实这个技巧，发现自己的情绪或者情绪的强度不符合事实，那么接下来就可以进入第四步了。

第四步，和自己的负面情绪做反方向行为（opposite action）。

如果已经确定我们的负面情绪和事实不符，或者夸大了情绪的强度，我们就要按照我们的负面情绪，做完全反方向的行为。我们继续用上面这个例子：明天我做工作报告，自己现在焦虑感到了90分，但其实40分才比较符合现实。那么接下来要做两件事，首先问问自己，当下的负面情绪想让我去做什么呢？比如我现在唯一想做的，就是明天请个病假，不去上班，逃避明天的报告；要不然就是做报告的时候全程读稿，不和同事进行任何眼神交流。

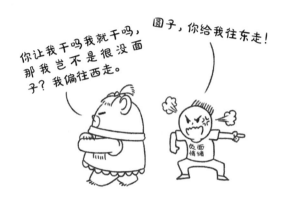

然后，我们完完全全地反方向行动，自己的情绪想做什么，我们就180度大转弯地去做相反的行为。一般情况下，这样反方向的行为是更明智、更有效的。比如焦虑的心情想要我明天请病假躲避做这个报告，那么我的反方向行为，就是不仅明天要去上班，还要早半小时到；不仅要做报告，还要大声朗读，看每个人的眼睛，去吸引大家的注意，不做一丝逃避。某种程度上，我们要用到一种叛逆感，去做这样一个反方向行为。我们的负面情绪，很多时候像是一个用哭闹来换取父母注意力的小孩，给他过多关注反而会让他变本加厉地哭闹。所以有效的解决方法是不听从自己的负面情绪，做出反方向的更明智有效的行为，从而真正解决现实中的问题，而不是陷入负面情绪中。

1. 在接下来的一周里，当你体验到负面情绪，或者觉察到情绪化进食时，请充分利用这一节介绍的四步情绪管理法，管理自己的负面情绪，从而防止情绪化进食。

2. 请充分利用生活中的各种机会，不断练习这四个步骤：观察并描述情绪，停止行动，核查事实和反方向行为。

## 带着正念吃饭

关于饮食，大家都知道吃八分饱最好，但是八分饱到底是什么样的感觉？对大多数人来说，吃饭变成了两点一线的过程，从肚子空空开始吃，等回过神来就已经吃到肚子很撑。如果我们不能在快要吃饱的第一时间觉察到饱足的程度，那自然没办法在八成饱的时候停下来。这就好比这段路开车限速60千米，但是你就是不看车速表，不知道车子的速度，那么当然很容易超速。怎么能及时知道自己有几分饱呢？讲到底，你需要学会如何跟自己的身体对话。

在这一节里，我会重点介绍一个心理学技巧，叫作正念饮食。它能很好地帮你跟身体对话，准确捕捉到身体的感受。

以正念（mindfulness）为基础的心理学疗法，在最近这几年火了起来，可能你也听说过。其实正念来自佛教的一个传统，它指的是

一种精神状态，当我们完全活在当下，把注意力全部集中在眼前的
事物上，并不带任何主观评判时，这样的状态就叫正念。

　　如果不带着正念去吃饭，大概是什么样子呢？

　　吃饭的时候，我们应该做什么？当然是吃饭。但是你吃饭的时
候当真只是在吃饭吗？在生活中，我们对这样的场景应该不陌生：
刚在饭桌边坐下来，就开始看手机，读新闻也好，看视频也罢，甚
至是玩游戏。等到菜端上来了，我们还是一边吃饭一边玩手机。还
有些人喜欢吃饭的时候聊天，一边吃一边说话。这样的你到底有多
少注意力是在眼前的食物上呢？你真的去品尝你的食物了吗？吃完
饭，你当真记得你那餐吃了什么吗？有时候，你手里拿着筷子，嘴
里嚼着饭菜，并没有做别的事情，但是你的头脑里完全是在想工作、
学习上的事情，要么纠结着过去已经发生的不顺心的事，要么担心
着未来还没有发生的让人焦虑的事。你的身体在吃饭，但是大脑并
不在场。这样真的是在吃饭吗？你又怎么能感觉到自己吃饱了没呢？
一不留神就吃撑，这再自然不过了。

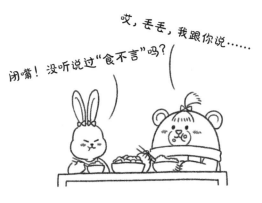

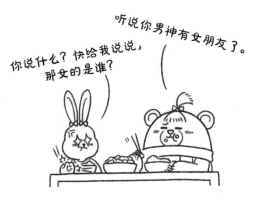

正念饮食，就是把全部的注意力集中在"吃"这个过程上，充分利用我们的各个感官，去关注当下。如果我们处在正念的状态，那么眼睛应该注视着眼前的食物，鼻子应该闻着它的香味，嘴巴应该感知着它的口味，肠胃就可以感受到食物在我们体内积累。简单地说，你的世界里只有一件事情，就是吃饭，全神贯注地吃饭，没有其他杂念。

我们可以通过来自辩证行为疗法（俗称DBT）的正念技巧（mindfulness skills）来练习正念饮食。正念技巧一共有六个要点，前面三个是教我们做什么能达到正念，也就是要怎么做；后面三个是教我们在做的过程中，遇到困难该怎么办。

第一点是观察（observe）。

观察意味着用我们的五官，去感知当下正在发生的事情。吃饭的时候，我们应该观察的是眼前的食物，食物是怎么进到嘴巴里的，怎么被我们嚼碎的，又是怎么被吞咽下去的。

第二点是描述（describe）。

描述意味着用语言来描述我们观察到、感知到的信息。吃饭的时候，我们应该描述的是食物的色香味，在嘴巴里的口感。让我们的胃感觉到食物的体积和温度，而不是我们大脑里的杂念。

第三点是参与（participate）。

参与意味着全身心投入到我们当下做的事情上。这就好比弹琴的时候，人琴合一的概念。我们在吃饭的时候，要做的就是全神贯注地去吃饭，完全活在当下。

做到这三点，我们就做到了正念饮食。但是你可能会觉得说起来容易，做起来也不是那么容易。接下来我就介绍后三点，把握这些原则，你就能做得很好。

第四点是非评判性（non-judgmentally）。

非评判性，指的是当我们去做前三点的时候，不应该带着任何主观评判的态度，而应该就带着实事求是的态度。比如说一开始练习正念饮食总会遇上很多困难，最常见的就是容易分心，要么想到别的事情上去，要么心里想"这样吃饭好无聊、好奇怪啊"，等回过神来的时候已经到了十分饱。我们不要去评判自己，觉得：啊，我怎么又跑神了，真是的，这点儿小事都做不好。而是不去刻意掩盖，就让一切自然发生：没关系，我刚才分心了，现在继续专注吃饭就好。

第五点是一心（one-mindfully）。

一心，指的是在同一时间只做一件事，不要一心二用。做完一件事之后，再去完成下一件事情。比如说吃饭的时候，我们就只吃饭，不做其他事情。

第六点是有效（effectively）。

有效，指的是当我们去观察、描述、参与时，要选择有效的、明智的行为，而不是跟着情绪来做决定。比如说我们在吃饭时，可能很焦虑，很想赶紧吃完后回去继续工作，这个时候你要问自己：现在究竟怎样的选择是最明智的？囫囵吞枣可能会吃得过饱，让自己不舒服；而静下心来感知食物、暂时把焦虑放在一边，可能让自己更有效地回到工作中。

为了帮你真正领会这种正念饮食的状态，接下来请你跟我一起做一个正念的小练习。

首先，找到一个舒服的姿势，不论你是坐着、站着还是躺着，找到这样一个姿势，让你的身体可以和地板、座椅、床有充分的接触。然后，让我们暂时闭上眼睛，手臂自然下垂到身体两边，把注意力集中到你的呼吸、你的鼻头上来，你可以感受到空气是怎么从你的鼻孔进入，然后离开的吗？空气是冷的，还是热的？是重的，还是轻的？如果你感觉不到自己的呼吸，也不要紧，不要去评判自己，让我们再来试一试，当你呼吸的时候，你可以感觉到自己的鼻尖吗？你在自己的身体里觉察到了什么？

接下来，深吸一口气，让空气一路下降，从鼻子下降到肺部，最后下降到腹部。然后缓慢地把这口气呼出，让空气一路上升，从腹部上升到肺部，最后从鼻孔排出。让我们再来深呼吸一次，1、2、3、4、5，深深地吸入空气；5、4、3、2、1，深深地呼出空气。你可以感觉到空气在你的体内游走吗？你可以感受到你的身体是如何呼吸的吗？当你在呼吸的时候，你发现自己走神了吗？你发现自己开始担心未来的事情了吗，还是回忆起了过去发生的事情呢？

下面请将注意力转移到你的嘴巴里。你的嘴是干燥的，还是湿润的呢？你的嘴里有任何唾液吗？如果有唾液的话，你知道它们在哪里吗？你的舌头可以碰到它们吗？你能感觉到唾液在继续增加吗？现在我请你缓慢地咽下一小口唾液，很慢很慢地咽下，你可以在喉咙中感觉到咽下的唾液吗？你能感觉到唾液正在慢慢地顺着喉咙往下移动吗？接下来，请你再深吸一口气，1、2、3、4、5，深深吸入；5、4、3、2、1，深深呼出。

现在请你睁开眼睛，这个小练习完成了。现在你感觉怎么样？能和自己的身体对话吗？你有没有兴趣在吃饭的时候再做一次这样的练习，去感知你的饱足感呢？

想
瘦

1. 在接下来的一周里，请在用餐的时候抽出几分钟时间，去
   练习正念饮食，用这个方法来感知自己的饱足感，在八分
   饱时及时停止进食。

2. 请充分利用生活中的各种机会，不断练习正念饮食和正念
   生活：观察，描述，参与，非批判性，一心，有效。

## 向你有好饮食习惯的朋友看齐

你可能会有这样的疑惑：我能及时发现自己已经吃饱了，但还是常常停不下来，该怎么办？那我要说，这可能是因为你有着不良的饮食习惯。

你有过这样的经历吗？在餐厅点菜的时候，担心不够吃，于是多点了几个菜，但是吃到一半的时候，才发现自己点得太多了，根本吃不完。又或者，已经吃饱了，但是碗里还剩下一点儿饭菜不想浪费，于是硬撑着把它吃光。再或者，出去吃自助餐的时候，觉得自己要是不多吃点儿会亏本，即使已经吃饱了，但为了把本钱吃回来，结果把自己撑到不行。我们知道吃饱就要停下来，可总是忍不住又多吃两口。

那该怎么改变这些根深蒂固的习惯呢？首先，我们需要认识到一点，就是这些不良的饮食习惯，源自我们从小养成的对食物的消极信念。

我们在第一章讲到过，童年经历会让我们形成一些对食物的消极信念。比如说，我们从小被教育浪费粮食可耻，"谁知盘中餐，粒粒皆辛苦"，所以如果我们剩饭剩菜，就应该感到羞耻。再比如说，我们小时候条件没那么好，好吃的东西要很久才能吃上一次，所以遇到好吃的要是不多吃一点儿简直太傻了。或者如果不多准备一点儿饭菜，我们就会吃不饱、饿肚子。还有，我们的长辈，尤其是爷爷奶奶辈会特别强调要多吃肉，吃肉才能长高个儿，等等。这些信念，在过去可能是适应当时的生活环境的，但是在今天的生活中，它们反而阻碍了我们去过健康的生活。就拿不能浪费来说，可能在我们儿时那个年代，这样的习惯是很必要的，但如今，我们并不一定要这么死板地遵守。为了节约而把自己弄胖，并且加重了胃和肠道的消化负担，影响了健康，只要稍微一想就知道得不偿失，对吧？

那你可能又会疑惑了，我们知道这些信念不全是对的，为什么还一直坚持着这样的信念，改不过来呢？这里我要介绍一个心理学原理，叫作操作性条件反射。

操作性条件反射是由美国的心理学家斯金纳提出的，他做了这样一个著名的实验：把一只小白鼠放进笼子里，笼子里有一个杠杆，只要老鼠按压杠杆，就会有一团食物掉进去，然后老鼠就可以吃到食物。这样重复几次以后，老鼠就学会了：按压杠杆就有吃的。其实这个实验原理很简单，如果我们做出某个行为，就可以得到想要的东西，或者避免得到不想要的东西，那我们就会更喜欢做这个行为。心理学上称作"行为的结果强化了行为本身"。

打个比方，在点菜时，我们担心如果不多点一些，就可能会不够吃。这时候多点一些吃的就是一个行为，而饿肚子就是我们不想要的消极的刺激物。多点了一些饭菜后，果然够吃了，我们潜意识里就会认为：之所以我没有饿肚子，是因为我多点了几个菜。这样下次吃饭时，你就很可能习惯性地继续多点菜。一样的道理，当我们撑着肚子把剩饭剩菜吃完的时候，就避免了"感觉可耻"这样的负面结果；当我们吃自助餐吃到扶着墙走出来时，就会觉得自己没亏本。于是，我们会继续这么做。

这就是为什么你知道不应该吃太多，但就是很难做到。那我们该怎么打破这种操作性条件反射呢？

首先，我们要充分认识到，这些信念是不准确的，和事实相违背的。比如说，你可以回顾一下，有没有哪次你点菜的时候觉得有

点儿少，但是吃着吃着发现竟然已经够吃了？你也可以想一想，如
果不一次点很多，是不是还有其他方法可以弥补？比如真的不够吃
了，到时候再加一个菜不也来得及吗？为什么非要在一开始就点那
么多呢？浪费食物这个信念也是不准确的，当然我并不是否定大家
的节约意识，而是生活中我们不可避免地会遇到已经饱了但还没吃
完的情况。这时候你可以问自己：你是更愿意浪费食物，还是更愿
意保护自己的身体健康？再说了，我们是不是可以把剩下的饭菜留
着下次再吃，而不是非要这次吃完？或者剩菜剩饭是不是可以有其
他用途，比如拿去喂流浪猫或流浪狗？至于自助餐怕吃亏的例子就
更简单了，问问自己：我花钱来消费图的是什么，是为了填饱肚子，
还是为了享受美食和环境呢？吃到撑的时候，你真的感觉很享受吗？

　　认识到了原来的信念不准确，接下来我们要用新的信念来取
代它。

　　第一步，写出新的信念。请注意，这个新的信念应该是更理性、
更符合客观事实的。比如说，你的新信念可能是：少点一些菜，我
也一样可以吃饱，而且可以更健康、更美丽。哪怕你目前还不相信
这样的信念，也不要紧。

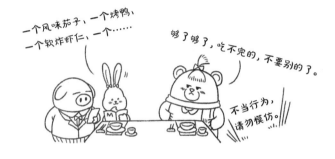

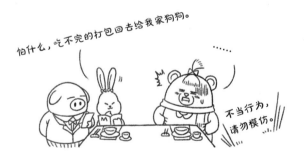

　　第二步，我们要按照这个新信念去做几次试验，看看它是不是能带给你更好的改变。比如说，我们可以特意比平时少点或者少做一两个菜，看是不是真的会饿肚子。大多数情况下，你是不会饿肚子的，就算偶尔会，吃完再补也不迟。

　　当你做了几次试验之后，就进入第三步，评估你的新信念。看看你试验的结果，然后决定在接下来的日子里，究竟是选择旧信念，还是新信念。到底哪个更符合现实，更适合你想要的健康美丽的生活呢？

　　按照这三个步骤去做，就可以逐渐改变原来的不良饮食习惯。

作 业

1. 请在接下来的一周里审视自己：我们有没有不良的饮食习惯？我们对食物是否有消极信念？这些消极信念来源于怎样的经历？

2. 当你识别出这些和饮食相关的消极信念后，请对这样的信念发起挑战，问问自己：我这么想真的对吗？这样想是不是和事实相违背？有没有其他办法可以弥补？

3. 请通过这节介绍的三个步骤，用新信念取代旧信念。第一步，写出新信念；第二步，做几次试验；第三步，评估效果，重新做选择。

## 酸奶取代小龙虾

　　减肥最理想的状况，当然是可以每天都在家亲手煮饭，做出既美味又健康的食物，这样我们就能完全控制自己的饮食，但现实往往不是这样。减肥的一大难题，就是我们难免会遇上外出用餐或者朋友、同事、家庭聚餐等场景，或者没有办法逃避具有"杀伤力"的场景（比如逢年过节、自助餐、旅游等）。一旦要外出用餐，特别是已经习惯了在家煮饭的我们，就会面临各种各样的诱惑，不仅来自食物，更来自用餐的环境（比如餐厅的氛围、华丽诱人的菜单），还有身边的伙伴们（比如你的那几位"吃货"朋友）。那我们应该采取怎样的准备措施呢？

　　我们要先弄清楚外出用餐会给我们带来怎样的挑战。讲到底，餐馆是为了营利而存在的，所以他们的目的是想方设法用最便宜的原料做出最美味的食物，从而让顾客多消费，甚至成为回头客。那么为了省钱，同时又为了美味，必然会用上各种高脂肪、高糖分、高盐分、多味精的食材和烹饪方式，刺激我们的味蕾。如果你日常坚持着"112"法则和4小时极限法则，每天勤劳地用饮食记录表去管理自己的饮食，那么这样的食物会很容易导致我们暴饮暴食，从而走上溜溜球式减肥。很常见的情况是这样的：小美好不容易花了一个多月的时间，从打扫厨房到购置新鲜食材，从记录饮食到近乎虔诚地每天在家煮饭，带饭去上班，动用各种情绪管理法，终于在健康饮食的道路上达到了一个里程碑。但是正好赶上了过春节，回家过年各种美食不说，她正好放了一个长假，各种见老同学、出去聚餐。吃了一餐火锅之后，她感觉自己破了戒，心里一半内疚，但是也一半欣喜。转念一想，反正我都已经"破戒"了，一次也是破，两次也是破嘛，于是开始"破罐子破摔"，接下来的假期里，健康饮食这四个字全部还给了老师，丢到了西天之外，从火锅到烧烤，再到各种油炸食物吃了个痛快。春节一过，她迎来的是体重的反弹和各种负面情绪。这样的情况你遇到过吗？

第一个技巧，其实就是我们之前学到的原则。不论是在家吃饭，还是在外面吃饭，食物的摄取依然需要严格遵守"112"法则和4小时极限法则。注意保持 1 份碳水化合物、1 份蛋白质，以及 2 份蔬菜，不要把进食的间隔拉得太长或者太短。还有一点也很重要，就算是外出进食，也请提前一天在饮食计划表上标注出来，早一天做好准备，同时当天依然要继续完成饮食记录。在外出就餐的时候，依然需要用到正念饮食的技巧。这些基本的原则，一样都不能少，保持这些良好的习惯，才是杜绝外出用餐暴饮暴食的最佳方法。

接下来的几个技巧，总的来说可以分为两类，一类是从生理上着手，降低我们暴饮暴食的风险；一类是从心理上着手，用认知行为的手段改变我们对外出就餐的应对模式。

从生理上来说，最大的风险因素，在于外出就餐的时候处于一个偏饥饿的状态，本身已经肚子咕咕叫，又遇上各种美味高热量的"禁忌"食物，怎么可能抵挡得住诱惑呢？所以，请务必在外出就餐前提前垫饱肚子。打个比方，如果约好了 7 点钟晚餐，那么根据 4 小时原则，如果你的午餐是在 12 点钟左右，那么请在下午 3 ~ 4 点钟吃一些零食（比如说一个苹果加上一杯酸奶），然后在 6 点钟吃一顿比较清淡的"小晚餐"（比如说可以吃半份蔬菜沙拉，又或者吃一片全麦面包配上无添加花生酱），这样即使到了 8 点钟才"正式开吃"，你也不会处于一个饥饿的状态，更有可能保持理性。如果时间上不允许，或者并不知道到底什么时候开餐，那么请务必在自己的包包里装上一些零食，不论是坚果、水果、全麦无糖饼干都可以，哪怕在去餐厅的路上吃一些零食也是好的。

从心理学上说，也有很多小技巧。有条件的话，最好在就餐前，提前上网做好功课，看一看这家餐厅的菜单到底怎样，有什么是符合自己的健康饮食计划的。请一定要事先做好点餐的准备，在不饿的状态下，在家里提前决定到底自己想要吃什么，甚至可以把这道菜的名字记下来，放到手机上，然后可以提醒自己。如果是自助餐厅，最好提前选择好一个参照对象，这个参照对象应该是你身边饭量比较小的一位，如果这位参照对象不去拿新食物，那么你也不应该"出手"，在吃的过程中，也可以按照这位参照对象来调节自己的进食速度。如果你在外出用餐的时候很难找到机会练习正念饮食，那么我建议你在饭吃到一半的时候，起身出去一趟，找一个人少的地方，然后深吸一口气，利用我们之前介绍的练习，去感知你的饱足感。外出聚餐的时候，我们一边吃饭一边侃侃而谈，非常容易分心。通过吸气可以让我们回顾正念，再次连接上自己的身体。还有，如果你有"什么都要尝一尝"的想法，那么请一定要及时去挑战自己的想法，在点菜的时候不如和自己说：我们先按照自己之前的计划

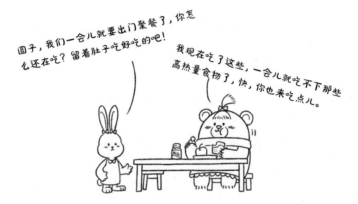

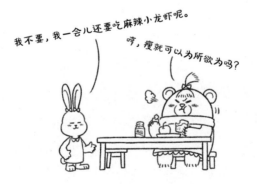

点上一个菜，等吃完了以后，去做一个正念的练习，如果还是想要吃的话，到时候再去点一个菜也不迟。并不是现在不点，而是要等候一段时间，如果的确有需要再去点。很多时候我们的眼睛往往代替肠胃做出决定，最后因为害怕浪费，不得不把菜硬吞下去，何苦呢？

很多朋友会问这样的问题：一周可以外出聚餐几次呢？如果外出聚餐，会不会对自己的体重带来很大的影响呢？这一点，其实也有准确的答案。很多厌食症病人在康复期间，最害怕外出就餐对体重的影响。根据大量的临床研究和实践，如果每周外出就餐的次数不超过2次，那么对体重不会产生任何影响，当然前提是你不要暴饮暴食。只要外出就餐的食物摄取量只是略大过平时在家的食物摄取量，就不要担心，你不会因此而变胖的。人体有自我调节机制，会自动调整过来。比如很多时候，在吃了油腻食物之后，你会发现接下来这一两天你的口味变得清淡，或者后面连着几天特别想去运动，甚至感觉身体有些焦躁不安，这些都是身体自我调整的机制在起作用。只要你可以做到一周外出就餐不超过2次，并且每次都没有暴饮暴食（少量地增加食物摄入量是允许的），这样并没有问题。

1. 在接下来的一周里，如果需要外出就餐，请在就餐前仔细
   阅读本节的内容，对外出就餐做好准备和规划，不打无准
   备之仗。

2. 在外出就餐时，请严格遵循"112"法则和4小时极限法则，也
   请在就餐前吃一些零食，同时提前做好功课、找好一个参
   照对象，从而降低自己暴饮暴食的风险。

3. 请限制自己外出就餐的频率，一周内不应该超过2次。

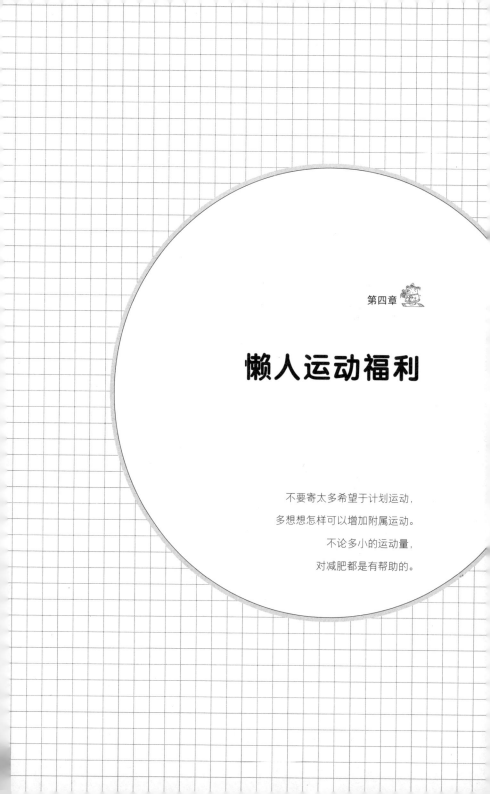

第四章

# 懒人运动福利

不要寄太多希望于计划运动，
多想想怎样可以增加附属运动。
不论多小的运动量，
对减肥都是有帮助的。

## 坐电梯换成走楼梯

我们都知道运动对减肥很重要，对身心健康也很重要。减肥其实就是一个数学等式，一边是能量摄入，一边是能量消耗。运动能帮助我们增加能量消耗，自然可以帮你瘦下来。

虽然道理很简单，但是要坚持运动，做起来很难。不知道你有没有过这样的经历：新的一年给自己订了新计划，花了几百甚至上千块办了健身房会员卡，报了各种健身班，或者给自己买了跑鞋和各种运动器械，准备大干一场。结果你运动了几次之后，因为各种事情没有坚持下去，最后你的会员卡或者各种装备就在家里吃灰了。这就好比我之前讲到的饮食减肥一样。不错，市面上有很多减肥饮食方案，在短期内都是可以帮你减肥的，但是你没有办法长期坚持下去。运动也一样，不能持续的减肥都是假减肥，不论是运动还是饮食。

那我们该怎么让自己能坚持运动，还不觉得累呢？很简单，换一种方式来运动。

身体活动其实有两种，一种叫计划活动，另外一种叫附属活动。我们平时去健身房也好、去跑步也好，或者去打球跳健身操，这些都是要提前计划好的。要抽出时间专门去做的运动，叫作计划运动。而我们在平常生活中不经意间完成的运动，包括上下楼梯、走路、站着、起立、蹲下，这些都是在生活中自然发生的，所以叫作附属运动。这里的问题，就是我们在减肥的时候常常把重点放在了计划运动上，却忽略了附属运动。计划运动自然消耗能量更多，效果更好，但最大的问题是难以坚持下来。

道理很简单，计划运动耗时间啊！就算你去健身房只准备运动个四五十分钟，但是你过去的路上要耗时间吧，回家路上又要花时间，来回可能一个小时就没有了。而且去之前要收拾好衣服、包包，回到家还要洗澡、洗衣服，半个小时又没了。40分钟的运动一共要耗去两三个小时的时间，谁可以一直坚持下去呢？如果你天天没事做，那么花三个小时去运动也挺好，但是对大多数人来说，我们要去上班上学，要挣钱、吃饭、做清洁，要见家人、谈恋爱、见朋友，哪里可能每天都花上几个小时去做计划运动呢？

我们讨厌运动还有一个原因，就是觉得累。想想要做很多动作，可能会气喘吁吁，还会出一身臭汗，就觉得太有挑战性了。好像我们必须要专门安排，找一个精神状态好、体力充沛的时间，而且确保运动完没有其他安排，可以尽情休息，才愿意去做。

那该怎么办呢？不运动吗？当然不是。我强烈建议你不要寄太多希望于计划运动，多想想怎么样可以增加附属运动。

比如你每天要去上班，如果是坐公交车或是地铁，你可不可以提前一站下车，然后走一站路呢？也许你可以看看沿途的风景，心情还会更好些，上班时的状态也会更好。如果你是开车上班，可不可以把车停远一些，这样可以多走些路，或者从停车场走楼梯上楼而不是坐电梯。如果你觉得上班时间太紧张，那可不可以只在下班时这么做？如果你要爬十几层楼，感觉太难，那可不可以爬到四五层再坐电梯？或者提前两三层下电梯，剩下的几层走楼梯？

在上班上学的时候，你可不可以每一两个小时站起来活动一下，而不是一坐就是几个小时，让脂肪尽情地在肚子和屁股上堆积呢？我们可以每一两个小时起来去一趟厕所，这样一起一坐就是两个深蹲；或者去楼下走一走呼吸一下新鲜空气；有事找同事交流的时候，直接过去找他们而不是发微信；去不同的楼层上厕所，甚至只是走到饮水机旁边接杯水，起身去倒一下垃圾。不论多小的运动量，对减肥都是有帮助的。到了中午吃饭的时候，你可不可以不要叫外卖？相反，你可不可以叫上一个同事，走出去吃饭或者自己去取餐呢？这样又可以多走一段路，还可以从繁忙的工作中放松一下。甚至自己煮菜做饭也可以增加运动量，有时间的时候，去市场买些新鲜蔬菜，自己回家烹饪，不仅增加了运动量，还比整天吃外卖健康了不知道多少倍。如果你还是觉得难，那就不需要每天都做到，可不可以规定自己每周一三五去做？

这样说来，其实我们可以有很多种方式，来改变我们生活中的小习惯，增加附属运动量。你可能说，但是这些运动量很小啊，可以减肥吗？不错，附属运动量是比计划运动量要小不少，但是重点在于我们可以一直坚持下去。跑步5千米固然厉害，但是如果你每两周才跑一次，又有什么用呢？而如果每天只是多走一点儿路，比如说走4千米，那两周就积累了56千米的步行，这比跑5千米要强多了，不是吗？现在手机上都可以计步，我们可以很直观地看到成果。

所以不要小看不起眼的附属运动，对难以坚持运动的人来说，

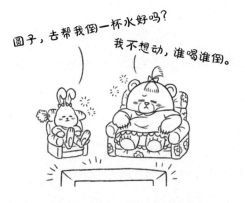

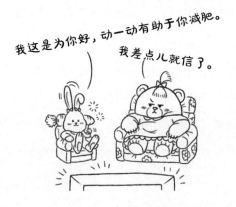

它的减肥效果要比计划运动好太多了。来自美国科罗拉多州大学医学院的研究团队做了一个很有意思的比较研究，他们想知道在大家吃得一样多，也都没有刻意去运动的情况下，为什么有些人容易发胖，而有些人就不会。结果发现，那些不容易胖的人，其实只不过就是附属运动更多。（Schmidt, Harmon, Sharp, Kealey & Bessesen, 2012）美国非常出名的梅奥诊所的内科医生们做过一个更有意思的实验，他们把诊所的桌子换成了一个基于跑步机的平台，这样医生在工作时就是一边用电脑一边走路。在 3 个月后，他们发现，这些医生平均减去了将近两千克的体重，体脂比下降了将近 2%，而丝毫没感觉到自己多做了些什么。（Thompson, Koepp & Levine, 2014）他们还做了另外一个实验，还是用这个基于跑步机的工作平台，让 36 个不爱运动的白领坚持用了一年。结果发现，一年以后，这些白领中连一点儿也不胖的人体重都减轻了，最少的轻了将近 1.5 千克，最多的轻了将近 5 千克。而那些偏胖一些的白领，则最少减掉了将近 2.5 千克，最多减掉了将近 6 千克。（Koepp, et al., 2013）请注意，这是在没有刻意运动也没有节食的情况下瘦下来的哦！

看了这些研究结果，你就不难发现，生活中一些微小的改变可以导致很大的变化。正是因为它们微小，所以我们可以保持下来，不知不觉中就瘦了。所以如果你觉得自己是个懒人，那么增加附属运动量，改变每天的生活习惯，才是最靠谱、最能坚持下去的减肥好方法。

具体怎么去做，要取决于你的生活环境。总的来说，我们要多走动。前面我们提到了可以多走楼梯，多走路，尽量自己做饭，其实你能做的还有很多。比如，哪怕只是多站一站，也会增加附属运动量：刚吃完饭站一站，坐久了起来站着工作一会儿，站着看电视，站着玩手机，总之能多站就尽量多站。另外，能自己动手做的事情就自己做，比如说打扫卫生、洗衣服、去超市买东西等，不要依赖别人或者交给机器。这些小习惯不仅可以增加我们的运动量，还能调节心情，搞不好还可以省钱，何乐而不为呢？

1. 请从今天开始，有意识地增加附属运动量。

2. 请在接下来的一周里，从最简单的附属运动做起，比如下次下班回家提早一站下车，走楼梯而不是坐电梯。

## 玩的就是心跳

你可能会说："我还不至于那么懒，也有时间去做运动，还是想学到一些计划运动方面的技巧。"我给你提供两个方案：一个是低量高强度运动，适合意志力比较强、身体素质比较棒，同时空闲时间不多的朋友；另一个是社交性运动，适合自控力相对较弱，做事情容易受干扰，同时社交活动多的朋友。前者会教你怎样去运动，用最少的时间达到最大的效果；后者会教你怎么增加运动中的乐趣，这样更容易养成长期运动的习惯。如果能把这两种运动和上节讲到的附属运动结合起来，减肥效果就更棒了。

这些方法同样遵循相对满意原则，也就是最容易上手，而且容易持续下去，但不是最优原则。很多运动听起来效果很好，但其实很难做到。

　　提到运动减肥，大家肯定马上想到比较累的项目，比如跑步、游泳等。这些运动一般是中高强度的运动、并且单次活动量很大。我们常有的一个误区，就是认为每一次运动，运动量越大越好。但是在完成高量高强度的运动后，我们一般会很累，可能身上到处酸痛，接下来几天都不会去运动。又或者会饿得厉害，胃口大增，大吃一顿，反而得不偿失，陷入溜溜球式的减肥怪圈。

　　这里有一个新的运动方式——低量高强度运动。低量指的是单次运动量比较低，高强度则是指运动的强度比较高。一个最重要的原则，就是在很短的时间内，比如一次几分钟，我们要去竭尽全力地做运动，心跳得越快、气喘得越大就越好，这样可以让心肺功能达到极限状态。

　　为什么要这么安排呢？第一，这种方式非常简单，要求的条件非常低。你不需要外出，不需要去健身房，甚至不用换衣服，打开手机，找到一组自己想做的视频，马上就可以上手，也不需要专业人士的指导。第二，时间短，可操作性强。这些运动不像高量高强度的运动，不需要提前计划，5～10分钟就够了，要是真来不及，3～5分钟也行。第三，效果好。因为高强度的缘故，无论是对减脂、提高心肺功能，还是加速新陈代谢，都非常有效。第四，因为运动持续时间很短，一般不会造成饥饿感，所以运动之后去大吃一顿的风险也就小了很多。

来自加拿大麦克马斯特大学的人体工程学系，在这方面的研究上久负盛名。他们让实验对象做低量高强度运动，两周只做了6次，加起来才15分钟。结果却发现，这些人肌肉的耗氧量增加了15%～35%，而且体内糖原和脂肪的新陈代谢速度明显提高。他们还发现，仅仅两周的低量高强度运动，就可以明显提高胖人们胰岛素的敏感性，从而改善糖尿病症状，甚至减少得心脏病的风险。（Gibala & McGee, 2008; Gibala, Little, MacDonald & Hawley, 2012）你可能会有些吃惊，是的，这些研究成果是最新的、革命性的。医学界一直推崇要花很多时间去做一定强度的运动，比如说每周至少3小时以上的跑步或者骑单车，但其实简单易行的低量高强度运动，就足以达到同样的效果。

所以单次的运动量并不是最重要的因素，相反，运动的强度可能更重要。特别是我们在生活中挤不出时间来运动的情况下，大家可以考虑缩短运动时间，但是加大运动强度。至于运动频次，一般来说一周3～5次就可以（当然要是可以一天1次就更好啦），每次5～10分钟。对身体，特别是新陈代谢来说，低量高强度的运动可以取得非常棒的效果。之前提到过，我们每天65%左右的能量用在了新陈代谢上，请试想一下，如果通过低量高强度的运动可以让你肌肉耗氧量增加30%（就像我们上面提到的研究结果那样），也就意味着当我们在工作、休息、娱乐的时候，都在更有效地消耗热量，从而达到减肥的目标。对平时懒得运动、没有时间锻炼身体的你来说，还有什么理由不去尝试一下呢？

　　具体有哪些运动方式呢？一般都是利用身体自身的重量，在室内室外都能做。比如一些徒手运动，像原地的跑、跳、起、坐、蹲等；或者采用简单器械进行的运动，像跳绳、哑铃、健身车、爬楼梯等。要记住那个最重要的原则，在短时间内尽力去做运动，心跳得越快，气喘得越剧烈就越好。其实网上有很多视频，你可以照着做，一般一次都是5～10分钟，做完一个视频就足够了。我推荐你搜索"高强度间歇性训练"，英文叫作HIT（high-intensity interval training），各种视频网站上都可以搜到，根本不用花钱去学。当然，我们只是想借助这种方法来增加运动量。健身和减肥是两个不同的话题，如果你想健身，把动作做得专业，那我会建议你去找专业的健身教练学习。

　　还有一个方法可以帮你提醒自己去养成这样的习惯。这个方法的理论依据是操作性条件反射原理：如果我们能在做出某个行为后得到一个好的结果，那么我们就会更愿意继续这样做。我们想要强化的行为是低量高强度运动，那我们就要问自己：可以用什么来奖赏或者犒劳自己，能让自己有动力去完成一周 3 ~ 5 次的低量高强度运动呢？很简单，就是你喜欢做的事。打个比方，到了晚上，可能我们很想看某部电视剧，或者打某个游戏，那么就可以给自己定个规定：看电视、打游戏是可以的，但是必须先完成一组 5 ~ 10 分钟的高强度间歇性训练。因为大多数训练都可以在网上找到视频，我们甚至可以给自己定一个规矩：先跟着视频做一组高强度运动，然后才可以接着追剧。

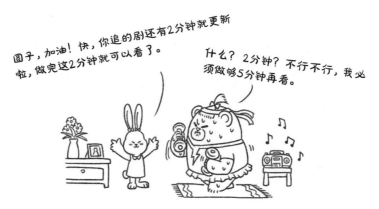

圆子，加油！快，你追的剧还有2分钟就更新啦，做完这2分钟就可以看了。

什么？2分钟？不行不行，我必须做够5分钟再看。

1. 在接下来的一周里，请你腾出时间，挑出3-5天，每天进行5-10分钟的低量高强度运动。

2. 可以考虑把低量高强度运动整合到自己的生活习惯之中，比如在看电视/打游戏之前，先做上5-10分钟的一组高强度间歇性训练。

## 顺便减了个肥

没办法坚持锻炼身体，除了没时间、太累这样的理由之外，还有一个很重要的理由，就是觉得运动太枯燥了，没意思。

为什么我们会觉得运动无趣枯燥呢？其实这不一定是运动本身的问题，更取决于我们在做选择时，除了运动之外还有什么选项。如果其他选项比运动更有趣，那我们自然不想运动啊。请你想象一下：假设你今天上班忙了一天，傍晚 6 点多才回到家，之后还要自己煮饭、清洁、洗澡，搞完这一切，能静下来的时候都已经 8 点多了，这时候的你是愿意下楼出去快步走一个小时呢，还是想往床上一躺，看个电影或者打打游戏、玩玩手机呢？当我们面对身体疲劳和各种诱惑时，很容易被自己的懒惰征服，把运动放到一边，可能还会安慰自己：没关系，就休息一个晚上，明天再运动也不迟。

其实这不只是运动才有的问题，长期来说对我们有益的活动，一般在短期内都是枯燥无趣的。比如说学习，很多人想在工作之余去学习一些新技能或者考个证书，但是这样的学习要投入很多时间和精力，跟打游戏、看手机相比，学习真的是最枯燥不过的事了。于是，虽然我们知道学习可以带来更多机会和成长，但是在做选择的那一刹那间，我们常常失去自制力，被眼前的一时快乐吸引，而忘了自己长远的计划。

放弃长远的目标，选择短期的满足，这其实是人类与生俱来的一个弱点。选择当下就做那些更好玩的事，我们就能立刻感到开心。每一次都选择长远的目标，却不能立刻感受到有什么明显的好处。这样一来，我们自然容易懈怠。去运动还是去看电影呢？反正运动一次又不会立刻瘦下来，少锻炼一次好像也没多大影响，多锻炼一次好像也看不到多大效果，但是如果错过了电影，可能就很难再看到。我们的运动计划就这样一再让步给别的事情。

但并不是每个人都会把短期的满足放在长远的目标之前，心理学上有一个非常有名的棉花糖实验，你应该也听说过。来自斯坦福大学的心理学家们邀请了600多位4～6岁的孩子来到他们的实验室。在实验开始的时候，他们给孩子们每人一个棉花糖，并且告诉孩子们，如果他们可以在 15 分钟内忍着不吃的话，就可以再发给他们一个棉花糖作为奖励。结果很容易想象得到，大多数孩子都忍不住，研究者刚转身走出去，他们马上就把手里的棉花糖吃掉了。但是仍然有些孩子坚持了下来，控制住了自己的欲望。研究者发现在 20 ～ 30 年后，那些可以抵抗眼前诱惑的孩子，比那些没能控制住自己的孩子，在各个方面都更成功，甚至连体重都是更健康的。

这些孩子是怎么自控的呢？难道自控能力是天生的？心理学家们发现，其实这些孩子并不是坐在棉花糖前干等着，他们之所以能控制住自己的欲望，是因为他们采取了各种技巧去帮助自己抵抗诱惑。比如说，有的孩子干脆把自己的眼睛蒙了起来，而有的孩子假装棉花糖是个小动物，和它玩了 15 分钟。这说明，自控力是可以后天习得的。当面对太多诱惑，觉得运动枯燥无趣时，我们需要做的是向这些孩子学习，找到一些小技巧，让运动变得更有吸引力。

第一个方法，是把运动和社交联系起来。运动可以分为两个大类：一类是独自一人进行的运动，比如长跑、游泳、健身等；另一类是社交性的运动，需要多人协作，比如球类运动——篮球、足球、羽毛球，甚至包括散步、户外登山、攀岩等，它们本身就是一种社交活动。

社交性的运动有两个好处。首先，因为要和别人约好时间、地点，所以我们就更难临时放弃。比如说，我和几个好朋友约好了每周打两次羽毛球，打球要提前约好场地和时间，就算到时候自己感觉犯懒，不想去，但是想一想临时取消约定对朋友也太不够意思了，最后也就去了。其次，因为打球是社交性的活动，这个过程中是有娱乐性的，大家一边打球，一边说笑，不仅不感觉累，搞不好运动完了还觉得不尽兴，期待着下一次再聚。如果我们经常进行社交性的运动，重复下来，我们的大脑就会把运动这个本身可能比较无趣的活动，和社交这个相对来说更有趣的活动相互关联起来。这样的话，我们会不知不觉中形成定期锻炼的习惯，在锻炼过程中，还可以认识新朋友，或者跟老朋友交流，一举两得。这样的运动模式，就很容易长期坚持下去。

第二个方法，是把运动和积极的感官刺激联系起来。也就是说，在运动的时候让自己有更多愉悦的感官体验。这个办法更适合独自一人进行的运动。比如说，如果你觉得快走或者跑步很枯燥的话，可以在运动时听喜欢的音乐，或者下载一些有声书。如果你使用跑步机，还可以下载一些爱看的节目。因为听音乐和看节目是让你感觉很快乐的事，这样重复几次以后，这种快乐的感觉就会延伸到跑

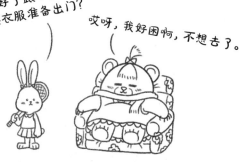

圆子，我们不是约好了跟小黑一起打羽毛球吗？你怎么还不赶紧换衣服准备出门？

哎呀，我好困啊，不想去了。

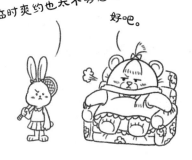

不行，临时爽约也太不够意思了吧，赶紧去换衣服。

好吧。

步上来。在这方面我们可以充分发挥自己的创造力，有太多的方法
可以用。

　　如果你讨厌一成不变，喜欢新鲜的事物，可以每次出去跑步都
选一条不一样的路线，这样可能跑一次下来，你就会多一些新发现，
好奇心会驱使你期待下一次跑步。如果你想放松，可以选择一个景
色好、亲近自然的地方去锻炼，让自己在锻炼的过程中也能享受美景。
如果你潜意识里觉得运动有点儿浪费时间，但是为了健康或者变瘦
又不得不运动，也可以尝试运动时做正念的练习，动到身体哪个部位，
就去专注地感受那个部位有什么感觉，试着跟它说话，体会那种肌
肉的变化，体会那种活在当下、向自己表达爱意的感受。我相信你
一定能摸索出一些适合自己的方法。如果你可以很好地运用这些方
法，你就会逐渐发现，自己慢慢地越来越享受运动，不是为了减肥
而运动，而是在运动的同时顺便减肥。

1. 在接下来的一周内，请尝试着多参加、组织社交性的运动，也可以在运动时增加感官刺激，让自己在运动时更愉悦。

2. 请充分利用运动记录，提前规划社交性的运动和感官上更加愉悦的运动。

## 好记性不如烂笔头

　　理论上来说，附属运动和低量高强度运动对我们的减肥是非常有效的，但是理论转化为实践，往往不是那么简单。怎么保证我们会切实做到这两种运动呢？在这一节中，我们会介绍一个新的工具，叫作运动记录。你可能会想：咦，这听起来怎么和第三章的饮食记录很像呢？没错，讲到底这两者是同样的原理。

　　在第三章中，我们介绍了很多健康饮食的原则，比如"112"法则、4小时极限法则、正念饮食、识别环境信号等。不夸张地说，如果你可以每天做到"112"法则和4小时极限法则，那么你就已经成功地做到了健康饮食。但问题是，绝大多数人在自己的生活中并没有这样的习惯，培养出一个新的习惯大概是天底下最难的事情了。要养成一个新的习惯来取代旧的习惯，你需要不断地练习，以及在不同场景、不同状态下采取一致的行为，所以饮食记录这样的工具是最有效的。大量的心理学研究也证明，如果想改变某种行为，那么第一步也是最重要的一步，是对该目标行为进行记录和监测，一来是让我们时刻意识到在该行为上的目标，二来可以建立起一个问责机制，让自己没办法去逃避责任。拿吃药打个比方，如果自己在过去没有定时吃药的需求，突然因为身体的原因，医生要求我们定时吃药，一天三次，这样的新习惯要建立起来是不容易的。你也可能在医院看到过，护士会用书面记录的方式，确保药物按时服用，这个方法我们自己也可以使用。当我们走上正轨，记录上也会反映出来，这样的正面反馈会更加强化我们习得的新行为。

运动也是一样，就像我们在第四章开头时说的那样，有两种运动方式，一个是计划运动，一个是附属运动。从我的临床经验来说，附属运动更容易上手，更有可能长久地坚持下去，所以我强烈推荐附属运动，低量高强度也是一个很不错的选择。那怎么把附属运动和低量高强度运动整合到我们每天的生活中去呢？答案很简单，在饮食记录的基础之上，我们要开始运动记录。

关于运动记录，我们有两个选择：第一是单独的运动记录，格式和饮食记录差不多，需要我们每天记录，同时提前对第二天的运动进行规划；第二是把饮食记录和运动记录整合起来，也就是加强版的饮食记录。到底哪一个更适合你，我的意见是这样的：如果你饮食记录已经用得很顺手，并且很喜欢饮食记录，那么可以晋级到加强版的饮食记录；但是如果你饮食记录用的时间不长，还不是很熟练，同时感觉自己的运动需要好好计划，那就不要偷懒，同时做好饮食记录和单独的运动记录，等两者都上手之后，再过渡到整合的加强版饮食记录。

关于单独的运动记录，请你和我一起来做一个练习：如果你上班或者上学，有一个比较稳定的日程表的话，那么你的运动计划最

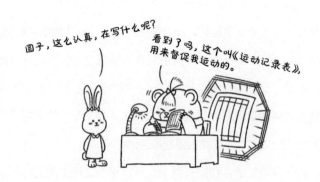

有可能分为两个模版，一个是工作日，一个是周末。我们以工作日为例，来解释一下如何运用运动记录。早晨去上班，假设你需要坐公交车或者地铁，那么可不可以走一站路再坐车，然后早下一站走到上班的地方呢？又或者你家离工作的地方不远，可以走路过去，不仅可以锻炼身体，还可以更好地控制到达的时间（不存在堵车或者错过交通工具的问题）。那么你可以在表格里写下：时间——8点钟，地点——上班路上，运动内容——附属运动，运动量——2千米步行。工作了2个小时之后，你可不可以起来走一走？你可能正好需要去其他部门找同事，与其用电梯，可不可以走楼梯呢？你可以在表格上写下：时间——10点钟，地点——公司，运动内容——附属运动，运动量——5层楼。到了中午，与其叫外卖，可不可以自己和同事一起走路过去呢？上下楼可不可以用楼梯？你可以记录下：时间——12点钟，地点——公司，运动内容——附属运动，运动量——10层楼加2千米步行。到了晚上下班，你可不可以步行去超市购买食材，然后回家自己煮饭呢？晚上你可不可以在打电话的时候，去楼下散散步呢？这些都可以在运动记录里写下来。

　　在刚开始的时候，特别是还没有养成附属运动的习惯的时候，就更要利用运动记录，提前一天做好第二天运动的计划。你的通勤路上怎样可以最大限度地增加附属运动？你上班的场所有没有附属运动的机会？你回到家后有没有闲杂的事情需要去做，从而积累更多的附属运动？又或者我们计划好了一周做三次的低量高强度运动，那么明天准备什么时候做，是一早起来做，还是晚上到家了再做？如果是一早起来做，你是不是要提早起床，设好闹钟？这些都要在运动记录表上详细地写下来，写得越详细，就越有可能成为现实。

如果你规划好了去做某种运动（不论是附属运动还是计划运动），但是最后没有做到，那么请你一定要用心去填写表单上的最后一栏，也就是去分析为什么自己没有按计划去运动，又如何解决问题，预防同样情况再次发生。打个比方，你可能本来准备晚上吃完饭后出去散步，但是忙着忙着就忘了，那能不能在手机上设置一个闹钟呢？再打个比方，你可能本来想走楼梯而不是坐电梯，但是穿了高跟鞋，可不可以提醒自己上班的时候尽量穿平底鞋或者裤装，这样更容易进行随时随地的运动呢？

加强版的饮食记录和之前我们一直在用的饮食记录没有很大的不同，差别有三：第一，简化了暴饮暴食这一栏，如果有暴饮暴食，可以直接在表格里对暴饮暴食进行分析；第二，加入了运动方式这一栏，只要选择是附属运动还是计划运动就行；第三，加入了运动量这一栏，可以直接用数字来表示，比如多少分钟的瑜伽、多少距离的散步或跑步、多长时间的打球等等。当我们把饮食和运动结合到一张表里时，请尽量把运动穿插到饮食之中，打个比方，吃完早饭，在早晨的零食之前，应该找到机会做些运动，在记录表上写下来。同样，吃完晚饭，在上床之前，也应该找机会做些运动，不让记录表空着。最理想的状况，是可以在 4 小时的空当内（如果我们遵守 4 小时极限法则的话），可以做到至少一项附属或计划运动。如果可以一周做 3 次的计划运动或者低量高强度运动，就更完美了。

1. 请审视一下自己饮食记录的使用程度，如果用得很顺手，可以考虑直接用加强版的饮食记录；但如果用得还不是很熟练，请先采用单独的运动记录，再慢慢过渡到加强版的饮食记录。

2. 在接下来的一周里，请开始采用运动记录，对自己的附属运动和计划运动进行记录和规划，同时也请继续使用饮食记录。

# 运动记录表

日期：_____

运动计划（提前完成）：_____

| 时间：<br>什么时候？ | 地点：<br>在哪里？ | 运动内容：<br>附属运动还是<br>计划运动？<br>单人运动还是<br>社交运动？ | 运动量：<br>运动了多久？<br>走了多少步？ | 解决问题：<br>如果没有按计<br>划运动，是怎<br>样的原因？<br>如何在未来不<br>重蹈覆辙？ |
|---|---|---|---|---|
| | | | | |

# 加强版饮食记录表

日期：＿＿＿＿＿＿

饮食和运动计划（提前完成）：＿＿＿＿＿＿＿＿＿＿＿＿＿＿＿＿＿＿

| 时间：什么时候? | 地点：在哪里? | 食物摄取容：你吃了/喝了什么? | 暴饮暴食：怎样的事件、环境、情绪导致了暴饮暴食? | 运动方式：附属/计划运动? | 运动量：请用数字表示 |
|---|---|---|---|---|---|
|  |  |  |  |  |  |

# 先定一个小目标

截至目前，我们在第四章介绍了四种运动方法：计划运动、附属运动、低量高强度运动和社交性运动。

这些方法都很好，但是要真正落实到行动上，常常会遇到同一个敌人，那就是拖延。

在生活中，我们常常把拖延当作懒。我猜想当你不能坚持去运动的时候，可能也会有人说你懒，这个声音甚至可能来自你自己。从心理学的角度来说，其实我很不同意用"懒"形容一个人。第一是因为我不相信懒可以完全解释一个人为什么不去运动，不去养成健康的生活习惯；第二是懒这个词很容易让人感到内疚和羞耻，结果自然更没有动力去改变，于是我们就真的永远懒下去了。

在生活中我们会发现，当大家用"懒"这个词去形容一个人的时候，其实常常带着一棒子打死的意思在里面。比如我们说张三很懒，其实我们也就全盘否定了张三，好像不管他去做什么都是懒惰的、不愿意吃苦的，但现实往往并不是这样。就拿运动来说吧：可能你不想去运动，对锻炼身体有惰性，但是你对工作并不懒啊，对身边的朋友也不懒啊，对自己的业余爱好同样不懒啊。再说回来，我相信大多数人一定有去做运动的动机，不然怎么会看这本书呢？如果当真是懒，为什么还想尝试减肥呢？这里我们面对的难题，不是所谓的懒惰，而是习惯性的拖延。请注意，拖延和懒是完全不同的两个概念哦。

那我们为什么会拖延呢？我们在日常生活中常用到的解释是：这个人拖延，是因为他对自己的要求太低，不求上进，对手头的事情不上心。但真正拖延的人往往不是这样的，他们之所以拖延，反而是因为对自己的要求太高，担心达不到自己的期望值。他们并不想去拖延，而是因为焦虑、内疚，最后不得不去拖延。

在临床心理学上，严重的拖延是很常见的，你猜猜什么样的人最容易拖延？答案可能会出乎你的意料：拖延最常发生在完美主义者身上。他们追求完美，饮食也好，运动也罢，都会给自己制订完

圆子，已经下午了，你今天还没有运动过哦。

不想动。

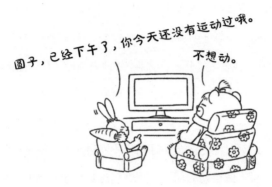

你说你怎么这么懒呢？ 对啊，我就是懒，所以才不想运动。

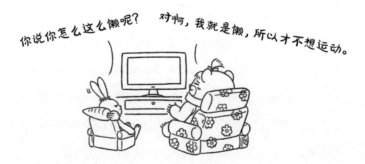

美的计划、完美的目标，但不幸的是，生活往往不是完美的，当现实和理想不一致时，他们会特别内疚、焦虑、自责，于是就会选择拖延。他们会这么想：与其得到一个不完美的结果，我宁愿不去开始。这样就算结果很差，我也知道这不是我的能力问题，而是因为我没有去行动。

打个比方，你可能最近一段时间没怎么运动，今天你给自己制订了一个计划，准备去跑个 5 千米。那问题就来了，一个人从没有运动一下子跳到跑 5 千米是不是太快了，这个目标是不是太高了？对饮食来说也一样，你最近一个月因为工作压力大，吃了很多垃圾食品，然后你突然决定从今天起戒掉一切零食，过午不食，这个转变是不是太快了？你给自己的标准是不是脱离了现实呢？所以，要减少拖延，第一步要做的就是认识到，我们可能对自己的要求太高了，太过完美的标准可能直接导致我们完全不去执行。

生活中的你是一位完美主义者吗？在你的减肥路上，你是不是也经常在追求完美呢？可能你想实现完美的饮食、完美的运动、完美的体重、完美的身材。当你对自己提出很高的要求，但完成不了时，你会特别气馁和沮丧吗？如果你的答案是肯定的，请试一下 3 分钟原则，来帮助你挑战自己的拖延。

3分钟原则其实很简单，你只要告诉自己：我现在需要做的就是去运动3分钟，就3分钟，一秒都不多，等到3分钟做完的时候，我再来决定是不是要继续运动。等到3分钟完成，你可以给自己再设个3分钟的目标，再运动3分钟，就这样循序渐进。一般来说，当你真的完成了3分钟的运动后，你会发现其实运动没有自己想的那么难，很可能就这样继续运动下去了。奥秘在于这里：可能我们一开始的目标是1个小时，标准太高，让我们太焦虑，但是一旦告诉自己就运动3分钟，这个目标就太容易实现了，我们就没那么焦虑了，去拖延的欲望也小了很多。

当然，如果你最后真完成了理想的目标，固然更好，但是如果你只完成了一部分，也不要沮丧，即使是5分钟或10分钟的运动，比起不运动，也是一大进步。只要做了，总比没做要好，至少你是在前进，不是吗？你可以当成做个试验，如果3分钟之后不想继续，完全没有问题，不用给自己任何压力；如果3分钟到了，你觉得还不错，那完全可以继续下去。不只是运动，对于其他的拖延行为，你都可以考虑用到这个3分钟原来应对则。

下面我们来做个小练习。如果我现在请你停止手头的事，马上去一次性做120个仰卧起坐，你的焦虑程度会有多高？你觉得自己完成的可能性又有多少？你可以先记下自己的答案。现在我让你重新想象一下，如果我现在让你去做 15 个仰卧起坐，就 15 个，然后休息一会之后，我们再去做 14 个，然后 13 个，依次往下推，最后只做 1 个仰卧起坐。你还像刚才一样焦虑吗？你觉得可以完成吗？其实在这两种情况下，运动量是一样的，但是把一个大目标化成小步骤，我们就会更有信心去开始行动。

1. 请首先回顾自己的运动记录，进行自我审视：对于运动，我们是否经常有拖延行为呢？什么样的情境下自己更容易拖延？

2. 在接下来的一周里，请充分利用3分钟原则，去挑战自己的惰性。允许自己降低标准，先动起来，这样让我们离成功更近。

## 追剧还是跑步？

讲到底，运动并不如饮食那么复杂。饮食方面需要学习专业知识，扫除盲区，才能取得减肥上的成功。而运动没有那么多的知识可以介绍，讲来讲去，也就是两种运动：附属运动和计划运动。运动最大的敌人就是动机的缺乏，一刹那的拖延和惰性会导致运动计划全部泡汤。直白地说，就是想法付诸不到实践，最后头脑做了运动，身体却没有。只知道 3 分钟原则是远远不够的，还有一个心理学技巧，叫作"分析利弊"。

"分析利弊"其实我们都用到过，特别是那些生活中特别让人纠结的选择。比如说，你今天感觉有点儿累，正好一直追的电视剧今天有更新。本来你计划好今晚要出去跑步的，但是躺下来就感觉起不来了，正好手边有手机，马上看起电视剧，搞不好还去搞点儿夜宵来吃。

又比如，今天是周末，朋友喊你出去玩，但是下周有考试，理性告诉你应该在家复习，但是惰性却想要出门去玩耍，最后你经受不了诱惑，向惰性投降。在这样的两个例子中，本质的问题都是一致的，也就是我们遭遇了"短期的冲动"和"长期的规划"之间的斗争，尽管"长期的利"大于"短期的利"，但不幸的是，人类是短期思维的动物。大量的心理学和经济学研究证明，人类总是会选择短期利益，而忽略长期利益，这样的一种认知偏见是我们增加运动量的过程中最大的一个拦路障碍。我们需要做的，是要去启动我们的理性头脑，不立即服从这样的认知偏见，而是理性地去分析不同选项的后果，从而做出可以最大化我们利益的决定。

分析利弊的第一步是完成下面这个表格。请按照顺时针的方向来填写这个工作表，从"按照冲动行事"的"利"开始，向右再向下，最后以"按照冲动行事"的"弊"结束。

|  | 按照冲动行事 | 不按冲动行事 |
|---|---|---|
| 利 |  |  |
| 弊 |  |  |

可能你会问，分析利弊有这么麻烦吗？这个"按照冲动行事"和"不按冲动行事"不是重复吗？

第一，分析利弊是有技巧的，利用工作表写下来，这样的过程本身就让我们和冲动拉开距离，更有可能"召唤"来理性头脑；第二，分析利弊需要看到选择的多样性，很多时候"按照冲动行事"和"不按冲动行事"并不完全是相对立的黑白面。比如我们现在下班，既可以走路回家，也可以坐车回家。我们的冲动自然是偷懒，想坐车回家，那么我们的分析利弊大概是这样的：

|  | 按照冲动行事（坐车回家） | 不按冲动行事（走路回家） |
|---|---|---|
| 利 | 1. 省时间<br>2. 坐车有冷气、舒服 | 1. 增加运动量<br>2. 帮助减肥<br>3. 增加自信和成就感<br>4. 减压、放松 |
| 弊 | 1. 自责、内疚<br>2. 错失锻炼的机会<br>3. 继续懒惰、放纵下去 | 1. 出汗<br>2. 累<br>3. 脚疼 |

可以看到，"按照冲动行事"的"利"和"不按冲动行事"的"弊"，不完全重叠。当我们分开来写利弊分析时，反而会得到更多的信息。

当完成了利弊分析之后，就要进入第二步，也就是把所有列举出来的"利"和"弊"做上标记，这些"利"和"弊"到底是长期的呢，还是短期的？还是用上面这个例子，我们标注完应该是这样的：

|  | 按照冲动行事（坐车回家） | 不按冲动行事（走路回家） |
|---|---|---|
| 利 | 1. 省时间（短期）<br>2. 坐车有冷气、舒服（短期） | 1. 增加运动量（短期）<br>2. 帮助减肥（长期）<br>3. 增加自信和成就感（长期）<br>4. 减压、放松（短期） |
| 弊 | 1. 自责、内疚（长期）<br>2. 错失锻炼的机会（短期）<br>3. 继续懒惰、放纵下去（长期） | 1. 出汗（短期）<br>2. 累（短期）<br>3. 脚疼（短期） |

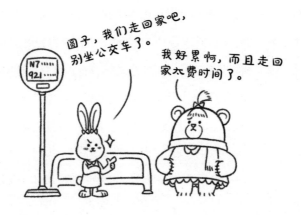

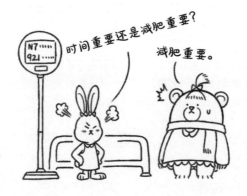

做完标注之后，我们来仔细分析一下，你有没有发现我们的标准其实有规律可循？"按照冲动行事"的"利"和"不按冲动行事"的"弊"一般都是短期的，而"不按冲动行事"的"利"和"按冲动行事"的"弊"则更多是长期。对你来说，到底哪一个更重要呢？

对长期和短期标注之后，接下来进入第三步，需要我们运用头脑风暴去解决或者至少改善"不按冲动行事"的"弊"，从而让我们更容易采取理性的选择。

来重点看一下上面这个例子，我们列举出了三个"不按冲动行事"的"弊"：

（1）出汗。

（2）累。

（3）脚疼。

这里的问题是我们有没有办法改善这些弊端，从而打破目前的"利弊平衡"，这样就更没有理由去拒绝理性选择。打个比方：

（1）出汗：上班的时候带上一件吸汗性强、舒服的 T 恤，下班的时候可以换上，这样走路回家会更舒服些。

（2）累：回到家洗个热水澡，或者找伴侣给自己按摩一下。

（3）脚疼：上班的时候带上一双舒服的平底鞋或者运动鞋，同时带上一双吸汗的棉袜，下班走路前可以换上。

可以看到，其实是有办法让我们更容易进行理性选择的，如果我们做到了上述的改变（其实非常简单），那么到了下班的时候，就很难向惰性低头了。

完成了前面三步之后，需要完成最后一步，也就是把已经完成的利弊分析表整理好，随身带着。当遇到"拖延"或者"惰性"的场景的时候，把做好的利弊分析表拿出来，自己读一遍以后，再做出选择。

这里有两个执行的方式：一是如果自己计划好要运动，但是因为"惰性"突然临时打退堂鼓，在这样的情况下，我们现场来做利弊分析，最好可以拿出笔和纸，完成上面三个步骤，然后根据分析结果来做出理性、长期的选择；二是可以根据自己经常遇到的场景（比如说想要走楼梯而不是用电梯，但是每次都会"懒惰"而用电梯），在场景之外提前做好利弊分析（比如说在家里填好表格），然后用手机把表格内容拍下来，下次遇到走楼梯的场景时，可以当场看一看表格，然后再根据利弊分析的结论做出选择。

作业

1. 请首先回顾自己的运动记录，进行自我审视：对于运动，是否经常做出短期更容易、但是长期更不健康的选择？什么样的情境下自己会更屈服于"短期的冲动"？

2. 在接下来的一周里，当你察觉到自己出现惰性的时候，请充分利用这堂课所教授的利弊分析，通过四个简单步骤，把握住每一个增加运动量的机会。

## 重压之下，必有胖子

有的朋友可能会抱怨：我真的很有动力去减肥，你说的这些知识我都听得懂，但我的压力太大了，状态一直不好，所以直到今天仍然在原地踏步，我该怎么办呀？确实，我们常常背负着很重的压力，工作上的、学习上的，或者人际关系上的。我们该怎么处理生活中的压力，从而可以从容地去减肥呢？

我们常常会说压力肥，在压力大的时候，人好像就是更容易变胖。真的是这样吗？是的，这不只是你的幻觉。来自中国医学科学院和加拿大渥太华大学的研究团队访问了 11 万人，测量了他们的压力程度和体重、身高。结果发现，确实是压力程度越高，体重就越高（Chen & Qian, 2012）。

为什么会这样呢？你可能会想到情绪化进食。没错，全球各地的人们，都会因为压力大而在不知不觉中形成不健康的饮食习惯。来自美利坚大学的研究员对 3000 多名成年人做了数据分析，发现当压力太高的时候，人们很容易暴饮暴食，结果导致体重和腰围增加。（Cotter & Kelly, 2018）另一项日本的研究也发现，当员工工作压力太大的时候，就很容易出现不健康的饮食，包括吃得太饱、太快、情绪化进食，进而导致变胖。（Nishitani, Sakakibara & Akiyama, 2009）看看我们自己，如果你认真做了前面的自我觉察的功课，应该也发现了，我们很多时候会"化焦虑为食欲"，在压力下会吃更多容易发胖的东西。

除了这一点之外，压力大的时候，身体也会高度紧张，处于能量耗竭的状态，有时候我们明明感觉什么都没干但就是很累。这时候，我们又怎么坚持锻炼呢？所以说，要想真正瘦下来，一定要学会管理好自己的压力。

那我们可以怎么做呢？你需要用到渐进肌肉放松法。在这个练习中，第一步是和身体对话，觉察到我们体内的压力；第二步是通过松弛肌肉来达到减压的效果。

首先要确保你现在在一个很安静、很安全的环境里。

然后请你找到一个舒服的姿势，站着、坐着、躺着都可以，双臂自然放在身体两侧，双腿自然伸直，同时保持身体挺拔。如果条件许可的话，可以把眼睛闭上。

接下来，请你把注意力集中在鼻尖上，去感觉空气是怎么从鼻孔进入身体的，然后怎么从鼻孔离开身体。深吸一口气，1、2、3、4、5，深呼一口气，5、4、3、2、1。让我们再深呼吸一次，吸气，1、2、3、4、5，呼气，5、4、3、2、1。

好的，现在请你把注意力从鼻尖转移到双手，深吸一口气，你可以感觉到双手的肌肉吗？它们是松弛的，还是紧张的？你能够觉察到任何压力吗？接下来，请你双手握拳，把拳头握紧，握紧，再握紧，感受肌肉慢慢变得紧张，坚持住。好，现在请你把双手打开，张开十指，放松，再放松，感受肌肉慢慢变得松弛，体会一下这种放松。你留意到双手是怎么从紧张变得放松的吗？你能感觉到两者之间的差别吗？

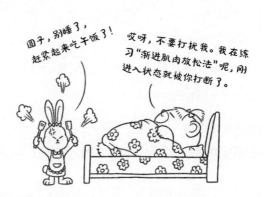

圆子，别睡了，赶紧起来吃午饭了！

哎呀，不要打扰我。我在练习"渐进肌肉放松法"呢，刚进入状态就被你打断了。

接下来，请你把注意力从双手转移到颈部和肩膀，深吸一口气，你可以感觉到颈部和肩膀的肌肉吗？它们是松弛的，还是紧张的？你能感觉到任何压力吗？接下来，请你隆起你的肩膀，把颈部向下挤压，让颈部和肩膀收紧，收紧，再收紧，感受肌肉慢慢变得紧张，坚持住。现在请你把肩膀打开，颈部伸直，放松，再放松，感受肌肉慢慢变得松弛，体会一下这种放松。你留意到颈部和肩膀的肌肉是怎么从紧张变成松弛的吗？

接下来，请你把注意力从颈部和肩膀转移到脸部，深吸一口气，你可以感觉到脸部的肌肉吗，比如说眼睛、面颊、嘴巴？它们是松弛的，还是紧张的？你能够察觉到任何压力吗？接下来，请你收紧脸部的肌肉，用力皱眉，收紧嘴巴，把脸颊向上挤压，收紧，收紧，感受肌肉慢慢变得紧张，坚持住。现在请你把脸部打开，眼睛睁开，面颊下垂，嘴巴松开，放松，再放松，感受肌肉慢慢变得松弛。你留意到脸部的肌肉是怎么从紧张变成松弛的吗？

接下来，请你把注意力从脸部转移到双腿，深吸一口气，你可以感觉到大腿和小腿的肌肉吗，它们是松弛的还是紧张的？你能够感觉到任何的压力吗？接下来，请你把小腿和大腿收紧，把双腿用力挤压，收紧，再收紧，感受肌肉慢慢变得紧张，坚持住。现在请你把小腿和大腿舒展开，双腿自然打开，放松，再放松，感受肌肉慢慢变得松弛。你可以留意到腿部的肌肉是怎么从紧张变成松弛的吗？

接下来请你将注意力从腿部转移到全身，深吸一口气，你能够感觉到任何的压力吗？接下来，请你收紧全身的肌肉，从头到脚，身体缩成一团，收紧，再收紧，感受肌肉慢慢变得紧张，坚持住。现在请你将全身的肌肉展开，从头到脚，放松，再放松，感受肌肉慢慢变得松弛。你可以留意到，身体怎么从紧张变成松弛的吗？

请把注意力转移回鼻尖，我们再深呼吸一次，然后结束这个练习。深吸一口气，1、2、3、4、5；深呼一口气，5、4、3、2、1。请带着放松感，睁开你的眼睛。

不知道你在刚才的练习中，能感觉到自己身体中的压力吗？你的压力在身体的哪个部位呢？你可以感觉到肌肉是怎么松弛下来的吗？现在的你是不是更加平静放松呢？如果有时间的话，你可以尝试用同样的技巧，去拉紧再放松不同的身体部位，比如说双脚、手臂、腰部、背部等。通过肌肉放松法，我们不仅可以降低身体的皮质醇水平，从而防止体重增加，还可以更有效地面对压力，而不是在压力来临时暴饮暴食。

作 业

1. 请进行自我检视：自己现在的生活、工作、学习中，面临
   着怎样的压力？你的压力大吗？这些压力是否让你更难养
   成健康的生活习惯呢？

2. 在接下来的一周里，请你每天抽出15分钟的时间，让自
   己置身于一个安静、安全的环境里，去练习渐进肌肉放
   松法。

# 心宽体不胖

如果我们能在减肥过程中更自信、

更快乐的话，就可以更有效、

更轻松地实行减肥计划，

让我们的减肥更成功。

## 魔镜魔镜，我是不是世界上最美的？

很多时候我们减肥失败，都是败给了身材焦虑。也就是不停地自我嫌弃，为自己的胖而自卑，于是处处挑剔自己，闷闷不乐，结果减肥计划常常搁浅。如果我们能在减肥过程中更自信、更快乐的话，就可以更有效、更轻松地实行减肥计划，让我们的减肥更成功。

另外，减肥自然重要，但是对大多数人来说，把体重减下来并不是最终目的。减肥很多时候只是个手段，而我们不过是希望借助减肥实现其他目标，比如说，你可能是想变得更自信，有更好的人际关系，可以更开心等。但是变瘦并不等于变美，不等于更自信、更开心、更顺利。

减肥是一场持久战，不管你用什么方法，这一点都不会改变。在这个过程中，我们需要学会在面对挫败的时候，不会泄气，不会半途而废。减肥不是一个线性的过程,短时期内出现波动是很正常的,所以怎么去应对挫败,关系你能不能取得最后的成功。如果你发现自己经常对减肥失去信心和希望,遇到挫败就会一蹶不振,懊恼自责,甚至气急败坏,那么就需要好好利用接下来的新方法了。

这个心理学技巧,叫作"全然接受这样的我"(radical acceptance),来自辩证行为疗法(DBT)。它不仅可以帮你应对减肥中的挫败,而且对生活中的挫败也一样有效。

挫败 + 接受自我 = 挫败

挫败 + 不接受自我 = 失败

什么意思呢?挫败,不论是因为自己的原因,还是因为受到环境的影响,在我们的生活中都是不可避免的。不论是减肥、亲密关系,还是工作学习,短暂的挫折是一定会出现的。从某种程度上来说,挫败是必要的,是挫败让我们成长,让我们变得更有智慧。

虽然挫败是不可避免的,但失败是可以避免的。这里的关键点,是当挫败发生的时候,我们能不能接受自己遭遇挫败的事实。不论是什么原因导致了挫败,只有我们先去接受现实,才有可能去改变现实。虽然接受挫败会感觉很难过,但是如果不去接受,结果只会更糟。

什么叫接受,什么又叫不接受呢?比如你经过了好几个月的努

力，好不容易找到了适合自己的饮食和运动计划，体重也在慢慢下
降。在一切看起来很好的时候，因为工作压力突然加大，饮食被打乱，
也没能继续坚持运动，体重噌噌地增加了好几千克，你心里也特别
郁闷。这就是所谓的挫败。

　　不接纳挫败，就是在心里抱怨外界：真是的，为了工作我真是
牺牲太多了！我们领导真是太不懂得关心员工了！或者就是责怪自
己：真是的，我这次怎么又没成功，我怎么这么没用！而接纳挫败，
就是很清晰地明白：我已经尽最大努力了，过去几个月里我取得了
一点儿成果，事实证明我的减肥方法是有效的。谁能预想到工作压
力会增加这么多？不过这只是短暂的问题。既然到了这一步，去抱
怨也没用，要么等忙过这阵子再调整，要么可以从当下着手，看看
有没有什么办法可以减少自己的压力，尽量做到"112"法则和4小
时极限法则，然后找机会增加附属运动。你看，不同的态度，你的
情绪感受会相差很多，继续坚持减肥的动力也相差很多。如果你不
能接纳，把怨气、失望等各种负面情绪堆积在心里，就会越积越多，
挫败就会慢慢变成真的失败，而你也离成功更远了一步。

　　那么怎么做到全然地接受自我呢？其实很简单，只要记着去做
下面四个步骤就可以了。

第一步，当遇到挫败的时候，首先要自省，去检查自己有没有在质疑或者拒绝接受现实。比如，你可能发现自己有这样的想法："事情不应该是这样的""这样不公平""我不应该这么没用""要是当时可以怎么怎么样就好了"等。

第二步，要去提醒自己，前面讲到的那两个等式，挫败加上接受自我还是挫败，但是挫败加上不接受自我就会等于失败。挫败是不可避免的，但失败是可以拒绝的。问问自己：接受自我或者不接受自我，哪一个才是智慧的选择？

第三步，你可以在清醒的状态下，做出一个选择：我是选择接受自己确实出现了挫败，还是选择不接受自己、和现实做无谓的抗争？如果选择接受自己，那我就需要做到全然地接受，不论是自己喜欢的，还是不喜欢的，一概接受。不要再去追究到底是什么原因导致了这次挫败，也不要再去纠结自己当时可以做什么去预防这次挫败，更不要去焦虑这样的挫败在将来会不会再发生。在这一刹那，不论你在经历着怎样的负面情绪和想法，请你把它们打包起来，和它们说再见。你可以尝试把这些负面的情绪写下来，然后揉成纸团扔进垃圾桶里。或者可以在头脑里想象一个大纸箱子，把所有消极的情绪和想法打包进这个箱子里，用胶带封装好，然后扔到一个大仓库里去。又或者，可以在头脑里想象一叶小舟，把这些负面情绪和想法装上去，让它沿着河流慢慢漂向远方，汇入大海。

　　第四步，当做到全然接受自己的时候，就要问问自己，当下的我应该怎样去做才是最有效的，才可以让现状得到改善？请注意，这个时候，你是带着新的希望来分析，而不是带着愧疚、自责、悔恨来分析，这两者差别很大。当你没有做好第三步的时候，通常会这样想：我知道这个方法没问题，但是谁能保证以后不会出现类似的情况？我现在去努力又有什么用呢？不如放弃好了。这又回到了

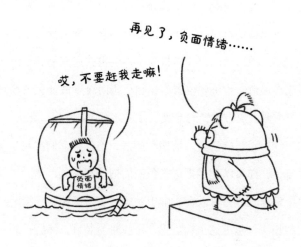

那个怪圈，开始纠结过去、担心未来，却遗忘了当下，然后感觉无助、气恼。可是当你做好了第三步，坦然接受自己——是的，这次我确实没做好，或者这次时机的确很差，不过没关系——之后，你会把注意力集中在当下，会快速调整到最开始减肥时跃跃欲试的状态，把之前的失望丢到一边，带着满满的信心开始新的行动。而且，你会成为一个经验丰富的老手，能更娴熟地去总结教训，思考以后遇到类似的情况可以怎么应对。

减肥，我们想要的成果不是一个月瘦了 15 千克，然后第二个月就反弹回来；而是一年、两年之后，我们都可以不费力气地保持好身材。所以长期保持信心和动力，才能取得最后的成功。

作 业

1. 请进行自我检视：面对挫败时，你一般是怎样去应对？你
   能不能接受遭遇挫败的事实？如果不接受挫败，会产生怎
   样的结果？

2. 在接下来的一周，如果你遇到了任何减肥上的短暂挫败，
   请使用"全然接受这样的我"，用心去做那四个步骤。

3. 如果你遇到了生活中其他的短暂挫败，也请使用"全然接受
   这样的我"，从而消除不必要的内疚和自责，进而让现状得
   到改善。

## 胖子回怼指南

我们的减肥过程常常伴随着各种来自他人的评价，不管对方是善意还是恶意，都常常会带给我们压力。比如一个减肥的女生贝贝，她说：身边总有这样几个人笑话我胖，让我很自卑，心里很生气，心想你瘦你了不起啊，我胖我又没吃你家米。有时候他们会解释说没有嘲笑我的意思，是我太敏感了，可我还是感觉很受伤。

而且除了被人说胖，最让我们受不了的，就是别人对自己的减肥也指指点点。贝贝说："当我犹豫要不要再多吃一块肉，或者拖延了一下没立刻去运动的时候，家人就会冷嘲热讽，说：'我就知道这次你也坚持不了。'本来我没有多泄气，可是他们的态度让我想彻底放弃，感觉他们都不信我能瘦下来。还有些朋友会出于好心，对我的减肥方法指手画脚，说这样做不行，那样做才对；又有人说那样做没效果，这样做更好，让我感觉心烦意乱。"

你有没有类似的烦恼呢？

往更广泛的方向来说，因为胖，我们也常常在社交中变得退缩，很难开口去表达自己。比如说，很多人因为感觉自己太胖，在别人面前没有自信，不敢主动和人交流，不敢追求喜欢的异性，结果错失了很多好机会，圈子越活越小，感觉很孤独。

我个人的临床经验是这样的：那些嫌自己胖的人，在人际交往中往往缺乏安全感，对别人的评价特别敏感，甚至被人欺负了也不敢出声。在这样一个非常重视颜值的社会，对自己的外表不满意，

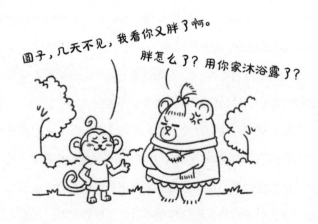

会直接导致我们不自信。然后，因为觉得自己不够好，所以我们就会认为，别人也会觉得自己不够好。这样一来，当别人对我们不够友好的时候，比如说忽视了我们，或者不够尊重我们，我们就觉得是理所应当的。

就拿贝贝来说，当别人无意识地开玩笑说："你确定你这次减肥能坚持？"她心里会有点儿生气，好像她从来都说到做不到似的。但同时她会不好意思生气，因为她觉得别人说得也有道理，自己确实表现得不够坚持。然后她感觉既生气又惭愧，这种感觉又没人可以去说，很孤独。

还有的时候呢，明明别人没说自己坏话，我们还是觉得他们好像不喜欢我们，或者看不起我们。于是，我们要么忍气吞声，越来越嫌弃自己：对啊，我就是好差劲；要么就是心里非常叛逆，对着干：我胖点儿怎么了？你不让我吃，我偏要吃，让我去运动，我偏不。

我们应该去告诉他们，他们的做法很伤人，而且影响到了我们减肥的积极性，希望他们配合我们，不要总来打击我们的信心。但常常就是不敢开口去说，觉得心里没底气，或者尝试过但没用，反而对自己更失望，越来越不愿意去沟通。

用心理学的术语来说，在这样的时刻，我们需要更坚定、更有效地去表达自己。一般来说，有两种情况会需要我们这样做。第一种，是当我们需要向别人提出要求，告诉别人我们需要什么的时候。比如我们希望他们可以给我们一些监督，或者给一些鼓励、一些空间。第二种，是当我们需要向别人说不，告诉别人我们不想做什么的时候。比如我们想告诉身边的人，不要对我们的外表指指点点，不要嘲笑我们的减肥。

接下来我要介绍一个心理学技巧，来自辩证行为疗法（DBT），叫作亲爱的你（DEAR MAN）。很好记，DEAR MAN 中的每个字母各代表一个英文单词，一共七个单词，也就是七个步骤，它可以帮助你更坚定、有效地去表达自己，从而在减肥中更从容地处理来自别人的负面影响。

D 代表的是 describe，也就是描述。我们要做的第一步，就是很简短、客观地描述我们面对的情况。一般来说格式是这样的："当你说了或者做了什么"，或者"当什么发生了"。比如前面贝贝的例子，我们就可以说"当你当着我的面取笑我的身材的时候"。

E 代表的是 express，也就是表达。我们要很直接地告诉对方我们的感受。一般来说格式是"我感觉什么"。继续用上面的例子，我们可以说"我感觉自己没有得到尊重"。

A 代表的是 assert，也就是要求。我们要简洁明了地提出我们的要求。一般来说格式是"我希望什么"。还是上面的例子，这里我们可以说"我请求你不要总说我胖"。

R 代表的是 reinforce，也就是强化。用适当的方法让对方更愿意配合我们的要求。这里的强化指的是强化他们的合作行为。一般来说格式是这样的："如果你这么做，我会很感激"，或者"结果会如何"。在上面这个例子里，我们可以说"这样会让我们的关系变得更好"。

D、E、A、R 合起来，可以指导我们怎么去组织自己的语言，做到更坚定有效地表达自己。下面要介绍的 MAN，M、A、N，更偏重于怎么和对方沟通，让我们更有可能实现目标。

M 代表的是 Mindful，也就是考虑，指的是在沟通时，我们要清楚自己的目标，讲重点。比如身边的人可能会说"你怎么这么敏感""我们经常说张三李四，人家也没有意见啊"等，这个时候我们要把对话回归到自己的要求上来。很多人会陷入争论，解释说"我不敏感"，或者"张三李四跟我不一样"，然后不知不觉就讲到别的问题上去了。

A 代表的是 appear confident，也就是要表现出自信。哪怕你没有多少把握，在沟通的时候也要假装很自信，抬头挺胸，大声说话，不要畏首畏尾。你肯定体会过，同样的话，怯怯懦懦地讲出来，跟理直气壮地讲出来，对听到的人来说，感受是很不一样的。只有你表现出足够的坚定，对方才会真正重视你的要求。

N 代表的是 negotiate，也就是愿意和对方协商。要你坚定可不是要你专制，不是要你摆出一副不容商量的态度，这样即便对方认可你说的话，也会本能地反驳你。我们要表现出有坚定的底线，但是具体方法愿意去协商，去找到双方都可以接受的方案。在上面这个例子里，我们可以说："每个人对胖的定义不一样，我觉得我们不用非要对方接受自己的标准。"

再举一个例子，完整地示范一下怎么用 DEAR MAN 来沟通。比如你的家人严格监督你减肥，让你透不过气来，还时常打击你，那你就可以这样说：

D 描述：虽然我有时候会懈怠，但我已经很努力在减肥了，可是你却嘲笑我缺乏行动力。

E 表达：这样我感觉很受挫，好像被全盘否定了，很伤害我减肥的动力。

A 要求：我希望你能看到我为减肥付出的努力，多鼓励我，多给我一些理解和支持。

R 强化：这样我会更有动力去战胜困难，更好地坚持下去，我们的关系也会更好。

然后要做到 MAN，就是整个对话的重心都放在减肥这个话题上，不要扯到其他事情。同时我们要表现出很自信、坚定，并且愿意和家人协商。比如我们可以说："我知道你是关心我，但是该怎么执行减肥计划，我心里有数，希望你不要过多干涉。"

作业

1. 请先进行自我检视：在减肥过程中，你是否经常会遇到来自人际关系的苦恼呢，比如有人对自己的肥胖指指点点，或者因为胖，我们常常在社交中退缩，不去表达自己？

2. 在接下来的一周里，当你遇到人际关系的苦恼，当你有诉求的时候，请充分利用DEAR MAN技巧，去更坚定、有效地表达自己。

## 心急吃不了热豆腐

我们在第二章中说到过，符合实际，可长期坚持的减肥目标，是在 6 个月的时间内减去基线体重的 10% 左右，平均下来的话，我给大家的建议，是在每个礼拜减去不超过 0.5 千克的体重，这些数字背后是有着大量科研和临床实践支持的。虽然大家在理性上可以理解，我们要遵循这个速度是因为如此的减肥才可以持续下去，但是在感性上，可能大家会觉得这样见效太慢，有的时候会很失望泄气，恨不得可以在一个月内完成减肥目标。这样一来，就很容易陷入一个心急吃不了热豆腐的恶性循环。也就是说，因为我们在减肥过程中太急于求成，要么用力过猛，采用太极端的减肥方式，结果进入溜溜球式减肥的怪圈；要么就是对结果失望，对自己失去信心，在负面情绪的影响下慢慢放弃减肥。这两种情况所导致的结果都是不理想的，会让我们之前减肥的努力前功尽弃。

　　如果在减肥过程中太急于求成，应该怎么办呢？怎样才能让我们更有耐心、恒心，不仅可以按部就班地走好自己的减肥之路，同时在这样的一个过程中，让自己活得更加有意义呢？

　　我们一起来做一个小练习，请你找来三张白纸和一支铅笔。在第一张纸上，我想要你回答这样一个问题：每个人的时间和精力都是有限的（比如一天 24 小时，对我们都是一样的），但是我们怎样去分配自己的时间和精力却是不同的。大家会把自己的时间和精力投入到不同的方面，而这些方面往往决定了我们如何去评价自己。比如说，有的人会把很多的时间和精力投入到外表上去，他们对减肥很用心，如果可以实现减肥目标，他们就会感觉自己更有价值。或者有的人会觉得工作很重要，把工作当作生活的重心，如果在事业上取得了成功，他们就会觉得自己活得有意义。这里我希望你可以合上这本书，用几分钟的时间，在纸上列出你是怎样分配自己的时间和精力的，并把这些不同的方面按重要程度排个序。

　　接下来请在第二张白纸的正中间，画出一个足够大的圆。我们假设这个圆代表着你全部的时间和精力（也就是 100%），接下来，把第一张纸上列出的各个生活方面，在这个圆上标注出来。从圆心出发，我们可以把圆分成不同大小的扇形，然后在各个扇形里标注每一个方面的名称。打个比方，比如你把自己 30% 的时间和精力投入在体重、身材之上，那么你就从这个圆里分隔出 30%，然后标注上"体重身材"或者是"减肥"，以此类推。

接下来，仔细观察一下你的扇形图。哪一个方面占的比重最大呢？你是不是把很多的时间和精力花在了自己的外表上面呢？我知道你很重视减肥，为减肥付出了很多心血，所以我相信减肥应该是你的一个投入大项，甚至可能是最重要的项目。这样分配自己的时间和精力本来无可厚非，但是我想客观地帮你分析一下，如此"自我投资"其实有好几个弊端：第一，把太多的时间和精力放在一个

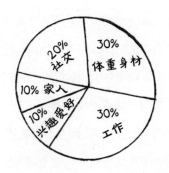

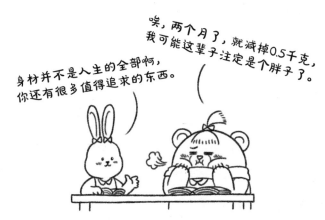

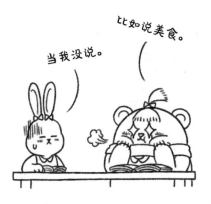

事项上面，本身就是一个高风险的选择，这就好比把所有的鸡蛋放在一个篮子里，一旦遇上挫折，我们就会特别受打击。第二，减肥这件事和其他事情不太一样，是个相对缓慢、曲折的过程，当我们太注重减肥的时候，就容易对自己不满，然后产生负面情绪。第三，当我们将减肥当作生活的重心时，会容易过分审查自己的身体，拿自己的身材和别人比较，也会回避自己的身体，从而造成负面的身体意象。不论是挫败、负面情绪，还是负面的身体意象，都会让我们的减肥之路变得更困难。

那我们应该怎么办呢？如何去分配自己的时间和精力才更有效，让减肥更容易成功呢？希望你可以将自己的时间更多地分配给减肥之外的生活目标，特别是和自己的价值观、人生观、世界观相一致的东西，比如做一个好儿子／女儿，做一个好老公／老婆，做一个好员工，做一个好朋友，做一个好公民，帮助别人，对社会负责，等等。我把这样的分配方式叫作"自我投资多元化"，其实和我们进行金融投资是一个道理，越多元的投资，风险就越低，回报相对也更稳定。那么多元的"自我投资"对减肥有什么好处呢？第一，因为把一部分的时间和精力从减肥转移到了其他事项上，我们就不容易对减肥急于求成，对减肥的过程也会更有耐心。第二，因为我们对自己的其他方面进行了投资，有了投资就会有回报，比如说在事业上获得了进步，感情生活上得到了回报，这样会提升自己的积极情绪，进而让减肥之路更加顺利。

接下来，请拿出第三张白纸。首先，请在白纸的中间，再画出一个足够大的圆，这个圆仍然代表着你全部的时间和精力。然后重新分割这个圆，每一个扇形将代表一个方面。但是这一次，我想请你回答这样一个问题：如果让自己的智慧做主，你会如何分配自己的时间和精力？怎样"投资"自己才是最聪明、最有长期效果？怎样"投资"自己才会让减肥之路更加顺利？接下来请你完成这幅扇形图，如果你觉得有些困难，不妨问问身边最关心自己的人，他们想让你怎样去"投资"自己呢？

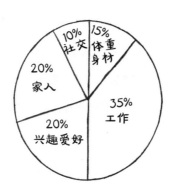

现在把第二张图和第三张图摆放在一起比较一下，它们有怎样的区别？减肥所占的比重是不是有一定的下降呢？在第三张图上有没有出现一些新的"投资领域"呢？可能以前你非常重视减肥的成果，现在你想分配一部分的时间和精力到家庭上面，那么请想一想，接下来这周，你可以和家人做些什么活动呢？请注意，并不是指你不再重视减肥，而是指我们要改变自己对减肥急于求成的坏习惯，对自我投资进行一些微调。

1. 当你完成了本节中要求的自我价值的扇形图后，请自我检视：你是不是把很多时间和精力花在了自己的外表上面呢？这样的"自我投资"方式有怎样的弊端？
2. 在接下来的下一周里，请尝试多元化"自我投资"，将一些注意力从减肥转移到其他事项上去，请选择其中的一件事开始行动。

# 扎心了：瘦下来也不一定会变美

我猜测有些朋友是为了健康而减肥，但更多人是为了让自己更美。那么问题就来了，不管减肥结果如何，我们总是能在自己的外表上找到不足。而且很多时候，这些不足是没办法改变的。打个比方，你可能瘦了下来，但还是觉得自己的腿粗、腿短，除非你走极端，用手术把腿拉长，不然是没办法改变这个事实的。还有一个问题，就是越在乎自己的外表，就越容易发现缺陷，然后就越不满意。比如你的"游泳圈"没了，但是又会觉得胳膊太粗；你的双下巴不见了，但是又觉得脖子不够长。一个极端的例子是有的人整容上瘾，可能一开始只是整眼睛，然后觉得鼻子也可以整，最后发展到不断去整容，没有尽头。

这个问题其实很现实。爱美之心人皆有之，但是如果你因为爱美而让自己活得压抑，比如忍不住不断照镜子、称体重、试衣服、拍照片，或者逃避各种场合，只因为不想在别人面前暴露身材，比如不去聚会、不去游泳、不去运动，那么即使你变得比之前更美，你会发现你依然对自己不满，依然没办法变得更开心。而不开心的时候，你的减肥很容易半途而废。

那我们该怎么办呢？我想和大家来做一个小练习，请你先准备好纸笔。

接下来请你想象一下：假如这个世界上有一种神奇的药丸，吃下去就能让你变得更美，让你的五官如你所愿地非常立挺，比例非常完美，皮肤白皙光滑，身材也很匀称。如果今天晚上临睡前，你吃下了一粒这样的药丸，然后明天早晨醒来，一照镜子，发现自己的外表真的变成了想要的样子，那你会怎么度过接下来的一天呢？你的情绪会怎么样？你会怎么对待自己和其他人呢？当你去工作、上学的时候，会有不一样的表现吗？除此之外，你还会做哪些原来不会去做的事？请你充分发挥自己的想象力，最好在纸上详细地写下来，你这一天的生活将会是怎样的，大概一张纸就好。

当你完成了上面这个练习之后，请你读一读自己的文字，然后问问自己：如果我真的变美了，我在生活中会做出哪些不同的选择呢？是不是在工作、学习上更有激情，举手投足间更自信呢？是不是不再畏首畏尾，更主动直接地和人打交道呢？是不是对自己更友好，更爱护自己了？是不是更有勇气去追求自己喜欢的人了？是不是在生活中笑得更多，更容易放下不开心的事了？看事情、看未来是不是更积极了？请在你的文字中找出这些不同的情绪、认知和行为，然后用不同颜色的笔，把它们标注出来。接下来在你标注出来的这些变化里，看看到底有多少变化和你的外表真正有关系呢？换句话来说，如果你没有变美，是否依然可以依靠自己的力量，实现这些变化呢？你真的需要先变美，才能活得更有风采吗？

比如说，你可能觉得只有自己变美了，才会在社交中更自信。事实真的是这样吗？你是不是在用"我不够美"作借口，来逃避社交呢？再打个比方，你说只有等到自己变美了，才敢去追求喜欢的人。有没有可能你是在用外表作借口，掩饰自己的胆怯呢？其实你真正害怕的不是别的，最有可能的是你内心里那个声音：我不够好，我不会成功。而因为你的怯懦，你不愿意去面对内心的这个声音，于是就让自己的肥胖来背这个锅。

其实很多时候，我们都是在用"我不够美"这个借口，去掩饰自己内心的逃避。这种逃避，不仅仅是在身材方面，如果你仔细观察，

会发现在你生活中到处都有它的影子。如果当真有这样一颗神奇药

丸，可以一夜间改变我们的外表，那自然最棒了。但是现实生活中，

这样的药丸并不存在，我们最终要去接受这样的现实，那就是我们

不够完美。其实，很多你认为必须要变美之后才能做的事，我们现

在就可以着手去做。那些你想要的东西，跟外表压根没有多大关系。

你需要的，是鼓足勇气，迈出行动的第一步。

　　我想跟你分享两个小故事。一个是蝴蝶结发卡的故事，你可能

听过。有一个小女孩，她满脸雀斑，为此很自卑，不敢抬头跟老师

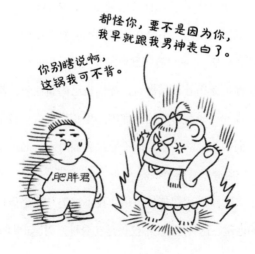

和同学说话，怕被嘲笑。有一天，她的妈妈给她买了一个非常漂亮的蝴蝶结形状的发卡，给她戴上之后称赞她："你是这个世界上最美的女孩。"小女孩很开心地去上学，她坚信妈妈的话，所以抬头挺胸，见到老师和同学也都热情地打招呼，结果发现大家都对她很友好。可是等回到家她才发现，其实发卡早在她出门的时候就掉在地上了。

还有一个疤痕的故事，这是一个心理学实验。研究者们在实验对象脸上抹了一道很丑的颜料，并且让他们照镜子看自己。他们看到镜子里的自己简直像个怪物，又丑又邋遢。然后研究者们把镜子收走，告诉他们，接下来会继续在他们脸上涂上更多颜料，然后请他们走到大街上去，不准遮住脸，如果能完成任务，就能领到一笔奖金。接着研究者们就在实验对象脸上涂抹起来，但实际上，他们只是悄悄把原来的涂料擦掉了。你可以想象得到，这些人上街之后都特别紧张，眼神里透着羞耻，见了人躲躲闪闪，走路很快，报告说感觉太难受了。

你可能觉得这只是两个故事而已，但观察你身边，是不是真的就是这样？阻碍我们的，常常不是我们所以为的那些障碍，而是一个心魔，这个心魔就是"我觉得自己不够好"。这个世界上有很多很美的人，但是他们活得并不开心潇洒。同样有很多外表不够美的人，他们活得却很精彩。每当你为自己的外表感到自卑的时候，每当你因为自己太胖而想回避一些事情的时候，请你提醒自己：我不够美，但我依然可以去追求想要的东西，我想更开心自在地做自己。为什么不从这一刻开始呢？

在减肥中，这样的心态同样是很重要的。如果你因为嫌弃自己胖，而在生活中处处退缩，你就会变成一朵枯萎的花，你的状态是萎缩的、缺少生命力的。这样的人，怎么会有动力去让自己变得更好呢？而当你内心深处充满自信，相信自己值得拥有想要的东西时，你的状态就是饱满、舒展的，你有充足的力量，减肥自然也不会那么辛苦。

作业

1. 基于本节的小练习，请从你的文字叙述中，选出三个你今天就可以做出的改变。这些改变可能是认知上的，比如你可以告诉自己：我是有能力的，我对自己有信心，别人是欣赏我的。这些改变也可能是行为上的，比如你可以走出舒适区，去尝试以前不敢做的事情，像是穿得更性感一些，更主动地跟别人交流，遇到身材苗条的人也不回避。甚至这些改变还可以是情绪上的，比如说当你看着镜子里不够完美的自己，可以轻轻地说一句："我爱你，我觉得你很有魅力。"

2. 在接下来的一周里，请做出这样一个尝试：假装自己的确吃了这颗神奇的药丸，假装自己真的已经变得更美了，带着这样的心态去生活，看看结果如何。

## 我就是很开心，你管得着吗？

很多人因为自己胖而自卑，想通过瘦下来，找回想要的自信。

我想先泼一盆冷水：通过减肥来提高自信并不是最有效的方法。你还记得前面讲到的身体意象吗？肥胖不只是生理上的概念，常常是我们心理上的感觉，这种感觉来自哪儿呢？就是不自信。减肥成功，确实可以让我们更自信一些，但它并不能从根本上解决问题。我们需要在减肥之外，通过心理学来提高自信心。

下面我就给你介绍一个心理学技巧，来自辩证行为疗法（DBT），叫作 ABC 法则。A、B、C 每个字母代表一个英文单词，一共三个单词，也就是三个步骤。其实这些我们平常都在做，只是会有很多误区。

首先，A 代表的是 accumulate positive experiences，也就是积累正面情绪，这指的是多去做一些开心的事情。这个非常简单。在生活中我们总会遇到一些不顺心的事，这样的事多了，不但会影响心情，还会打击我们的自信。可是很多事由不得我们去控制，也常常是预想不到的，所以我们能做的，就是去积累正面情绪，让这些快乐、满足、成就感，抵消受到打击时的坏心情。

你可能觉得，追求快乐不是每个人都在做的事吗？但其实很多人都很难做到。请记住三个要点：

第一是主动去计划，要有意识地在生活中留一点儿时间来愉悦自己，不管是做喜欢的事，还是见喜欢的人，买喜欢的东西，都要主动出击，不要被动等待。我们能看到很多妈妈，她们总是把家人放在自己前面，当自己有需要的时候，就习惯性妥协，把自己的满足感放在次要位置。所以你会发现她们很容易焦虑，因为她们连自己都不能满足，自信也就失去了根基。

第二是留心身边的正面事件。我们常常想要的太多，所以经常会对各种值得开心的事不屑一顾，只关注各种烦恼。当你经常提醒自己去发现这些快乐时，你的心态就会变得很不一样。比如你可以留意，当你开心的时候，是不是脑子里很快就会冒出一个声音对你说："这点儿事就高兴成这样，真没出息。"或者"这有什么好开心的，这件事才刚开头，烦恼还在后面呢。"再或者"这不是很正常吗，理所当然的事值得高兴吗？"这个时候，请你尝试勇敢地去肯定："对，我现在就是感觉开心。"开心，从来不是一件需要去解释，去费力论证的事情。当然，这里说的开心只是一种情况，有时候可能是欣慰、感恩，或者是温暖、感动、力量感、希望感，等等。

第三是让自己尽情享受现在。这一点跟前面有点儿像，不要去担心未来，不要去纠结过去，也不要去想自己够不够好，就坦然地活在当下。

B 代表的是 build mastery，也就是建立成就感，这指的是主动去掌握新技能和新知识，不断超越自己的舒适区。没有什么比"做到以前做不到的事"更激发自信。

请记住三个要点：

第一是每天给自己安排至少一件可以增加成就感的事。这件事可大可小，比如说，每天看半小时书，学 10 分钟英语，甚至只是每天记下一件开心的事。这里的重点是"每天"，不然你会很容易拖延下去。

第二是去做一些有挑战性，但不会失败的任务。这里的小窍门，就是如果这个任务挑战性不够大，那做完了也不会特别有成就感；但要是太有挑战导致最后失败，自然也不会有成就感。所以，我们需要清楚，怎样去选择挑战的难度。

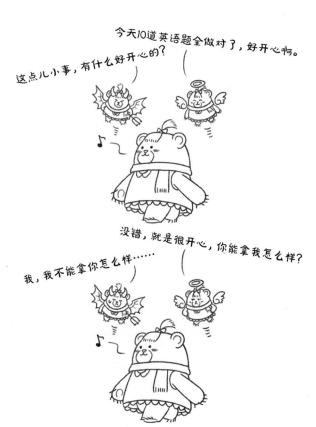

第三是逐渐增加手头任务的难度。不要一开始就从最难的任务着手，给自己一个循序渐进的空间。就像减肥，如果你一开始就逼自己每天锻炼 1 小时，很容易就坚持不下去了，但是如果你用前面讲到的 3 分钟原则，就可以做到原先制订的计划。看起来好像变慢了，但其实是更快了。

C 代表的是 cope ahead，也就是"提前应对挑战"，这指的是对一些可以预见的挑战，提前做好准备。这样当我们遇上难题时，就能更加游刃有余地去解决。

怎么提前准备呢？有四个步骤：

第一是尽可能具体地去描述问题，越客观越好。比如跟客户谈判是你的弱项，而你第二天就要去谈判了，那就要详细写下谈判的内容、客户的情况、自己公司的要求等。

第二是提前计划好会用到什么技巧，也是越详细越好。比如说你知道自己容易怯场，那可能要用到 DEAR MAN 技巧，应该提前把自己想说的话逐字写下来。

第三是提前演习，可以在大脑里排练，也可以对着镜子练，或者找朋友排练。

第四是不断练习。如果一次练习不够，多来几次没什么丢人的。

1. 请首先自我审视：你是否因为胖而自卑呢？你想要减肥，
   是不是因为想要通过瘦身来找回自信？

2. 在接下来的一周里，请充分利用本节介绍的ABC法则，通过
   积累正面情绪，建立成就感，提前应对挑战来提高自己的
   自信心。

3. 请对未来一周的生活进行规划，每天做出一件可以让自己
   积累正面情绪的事，然后再做出另一件可以让自己建立成
   就感的事，不断重复下去。

## "诱惑"是我的好朋友

关于长期维持减肥成果，我们要先认识两种心态：一种叫作"无尘心"（clean mind），还有一种叫作"清澈心"（clear mind）。其实这两种心态来自毒品成瘾的临床治疗，你可能会诧异，我们在说减肥，为什么会扯到毒品成瘾？其实仔细想一想，不论是戒酒，还是戒烟，这个过程和减肥都是很相似的。人为什么胖？还不是因为对不健康的食品（比如高糖分、高脂肪、高盐分的食品）上瘾了，明明知道这样吃下去对自己的身心健康都不好，但就是改不了自己的行为。其实临床上对"糖分上瘾"是有大量研究的。不论是要戒烟，还是要戒不健康的饮食习惯，过程是差不多的。首先要逐渐减少上瘾行为的频率，然后要建立起一个新的、更加健康的生活习惯，去代替上瘾行为，直到上瘾行为不再发生，最后进入长期维持的阶段。

什么是"无尘心"呢？以戒烟为例，在临床实践上，治疗烟瘾的传统方式是给病人灌输这样一个概念：吸烟是我们最痛恨的行为，我们要做到在未来的生活中，一口烟都不沾，也就是无论任何情况之下，我们从此都再也不吸烟。"无尘心"描述的就是这样一种非常严格、黑白分明的心态，把上瘾行为的再犯当作是天底下最可耻的事情。如果放到减肥上来的话，"无尘心"大概是这样的：我这一辈子再也不碰任何甜点或油炸食物；不论任何情况，我坚决不外出就餐，从此再也不叫外卖了；从此我的人生中不再存在"晚餐"。这样的一些"豪言壮语"我们可能在减肥过程中都说过，但是能不能一直做下去，就要打上一个大大的问号了。"无尘心"并不是完全没有效果的，对某些人来说，"无尘心"是有用的，有的人的确可以做到一辈子不再抽烟。但是"无尘心"有一个非常大的缺点，就是一旦发生了任何程度的上瘾行为（比如抽了别人一口烟，或者去聚餐，吃了一口甜点），即使这样的行为并不很严重，也会导致内疚和羞耻的负面情绪，从而使上瘾行为"升级"（比如重新开始抽烟，或者开始暴饮暴食），如此便"旧病复发"。

什么是"清澈心"呢？在过去的10年间，关于毒品上瘾的临床实践发生了一些比较大的变化，专业人士慢慢远离"无尘心"这个概念,开始逐渐运用起"清澈心"这个模型。还是用戒烟来做例子,"清澈心"有两个假设:第一,我们假设上瘾行为(比如吸烟)在未来是很有可能会复发的,但不一定是"旧病复发"那么严重,遇上烟瘾上头,忍不住抽了一口,这样的情况非常可能发生;第二,假设上瘾行为复发,这个时候羞耻和内疚是没有用的,如何能大度地承认错误(比如自己忍不住吸了一口烟),并马上对自己的行为进行改变才是最有效的(比如丢弃剩下的香烟、面对烟瘾采取分散注意力的技巧等)。所以,"清澈心"是把两个看似相反的概念整合到了一起,一方面我们想尽一切办法去防止上瘾行为的复发;另一方面我们要提前做好上瘾行为复发的准备,一旦发生,怎么能够止损才是重点。把"清澈心"放到减肥上来的话,大概是下面这样的心态:我们当然不想再次陷入溜溜球式减肥之中,也不想再暴饮暴食,但是人生这么长,这么难以预计,我们难免会遇上压力和诱惑,所以不健康饮食的发生概率几乎是百分之百的。因此我们需要提前做好准备,当自己暴饮暴食、情绪化进食时,不要惊讶、不要懊悔,我们需要在哪里跌倒,从哪里爬起,重新用起在这节中学到的技巧,这才是减肥成功的奥秘。

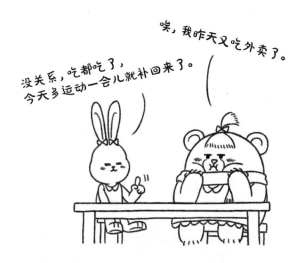

　　如何定义减肥的成功呢？很多人会用"无尘心"来要求自己，认为成功的减肥就是从此体重不会反弹，一直保持健康的饮食习惯，运动从不间断，就像电影里所说的那样，"从此王子和公主过上了幸福的生活"。而我个人认为，真正成功的减肥，是当你因为种种因素，远离了健康的生活习惯时，可以迅速意识到自己"脱轨"的现实，并以最快的速度"重回正轨"。这样的诠释和"清澈心"是一致的，也是和现实更加吻合的。所以，如果你希望可以长期维持减肥成果，那么请一定要定期提醒自己养成"清澈心"的思维方式。

如果遇上了"脱轨"或者短暂的"挫折"时，除了用"清澈心"，在实践上应该怎么去做呢？我希望你可以先完成一份自我检测表，看看自己到底在哪里出了问题。不论你当下有没有"脱轨"，不妨尝试来回答下面的问题，看看你现在处于怎样的状态。

| 编号 | 问题 | 答案 |
|---|---|---|
| 1 | 在过去的一周里，你有溜溜球式减肥的情况吗？ | 1分：完全没有<br>2分：少数时间<br>3分：多数时间<br>4分：每天都是 |
| 2 | 在过去的一周里，你体验过消极的身体意象吗？ | 1分：完全没有<br>2分：少数时间<br>3分：多数时间<br>4分：每天都是 |
| 3 | 在过去的一周里，你有过情绪化进食吗？ | 1分：完全没有<br>2分：少数时间<br>3分：多数时间<br>4分：每天都是 |

续表

| | | |
|---|---|---|
| 4 | 在过去一周里，你出现过关于自己体重以及饮食的消极信念吗？ | 1分：完全没有<br>2分：少数时间<br>3分：多数时间<br>4分：每天都是 |
| 5 | 在过去一周里，你有没有感觉自己对减肥失去了动机，完全没有动力？ | 1分：完全没有<br>2分：少数时间<br>3分：多数时间<br>4分：每天都是 |
| 6 | 在过去一周里，你对自己的体重和身材产生过负面情绪吗？ | 1分：完全没有<br>2分：少数时间<br>3分：多数时间<br>4分：每天都是 |
| 7 | 在过去一周里，你曾对自己的减肥抱有过高、不合实际的期望吗？ | 1分：完全没有<br>2分：少数时间<br>3分：多数时间<br>4分：每天都是 |
| 8 | 在过去一周里，你对减肥是否有非黑即白的两极思维？ | 1分：完全没有<br>2分：少数时间<br>3分：多数时间<br>4分：每天都是 |

| 9 | 在过去一周里,你是否过于频繁地测量自己的体重? | 1分:完全没有<br>2分:少数时间<br>3分:多数时间<br>4分:每天都是 |
|---|---|---|
| 10 | 在过去一周里,你是否感觉在减肥的短暂挫败后一蹶不振? | 1分:完全没有<br>2分:少数时间<br>3分:多数时间<br>4分:每天都是 |
| 总分 | | |

如果你的总分高于 20 分,那就说明你目前的减肥的确出现了一些问题。接下来请你完成另一份自我检测表,来看一看你现在使用技能的状态又是如何。

| 编号 | 问题 | 答案 |
|---|---|---|
| 1 | 在过去的一周里,你做到了"112"法则吗? | 1分:完全没有<br>2分:少数时间<br>3分:多数时间<br>4分:每天都是 |

续表

| | | |
|---|---|---|
| 2 | 在过去的一周里，你遵守了4小时极限法则吗？ | 1分：完全没有<br>2分：少数时间<br>3分：多数时间<br>4分：每天都是 |
| 3 | 在过去的一周里，你坚持做饮食记录吗？ | 1分：完全没有<br>2分：少数时间<br>3分：多数时间<br>4分：每天都是 |
| 4 | 在过去一周里，你坚持自己购置食材、准备食物吗？ | 1分：完全没有<br>2分：少数时间<br>3分：多数时间<br>4分：每天都是 |
| 5 | 在过去一周里，你是否去识别并抵御周围环境对你的诱惑信号？ | 1分：完全没有<br>2分：少数时间<br>3分：多数时间<br>4分：每天都是 |
| 6 | 在过去一周里，你是否尝试通过调整饮食计划降低自己的内疚感（比如让自己有限制地摄入一些喜欢的食物）？ | 1分：完全没有<br>2分：少数时间<br>3分：多数时间<br>4分：每天都是 |

续表

| 7 | 在过去一周里，你用到过情绪管理法来减少情绪化进食吗？ | 1分：完全没有<br>2分：少数时间<br>3分：多数时间<br>4分：每天都是 |
|---|---|---|
| 8 | 在过去一周里，你用到过正念饮食吗？ | 1分：完全没有<br>2分：少数时间<br>3分：多数时间<br>4分：每天都是 |
| 9 | 在过去一周里，你尝试过去挑战自己关于饮食的消极信念吗？ | 1分：完全没有<br>2分：少数时间<br>3分：多数时间<br>4分：每天都是 |
| 10 | 在过去一周里，你对外出就餐有没有提前做好准备？ | 1分：完全没有<br>2分：少数时间<br>3分：多数时间<br>4分：每天都是 |
| 11 | 在过去一周里，你有没有增加附属运动？ | 1分：完全没有<br>2分：少数时间<br>3分：多数时间<br>4分：每天都是 |

续表

| 12 | 在过去一周里,你有没有去进行低量高强度运动? | 1分:完全没有<br>2分:少数时间<br>3分:多数时间<br>4分:每天都是 |
| --- | --- | --- |
| 13 | 在过去一周里,你坚持做运动记录吗? | 1分:完全没有<br>2分:少数时间<br>3分:多数时间<br>4分:每天都是 |
| 14 | 在过去一周里,当你想偷懒的时候,有没有利用3分钟原则和利弊分析,去挑战拖延症? | 1分:完全没有<br>2分:少数时间<br>3分:多数时间<br>4分:每天都是 |
| 15 | 在过去一周里,你有没有练习渐进肌肉放松法,给自己减压? | 1分:完全没有<br>2分:少数时间<br>3分:多数时间<br>4分:每天都是 |
| 总分 | | |

在第二个测评表中,如果你的总分低于 30 分,那就说明你目前并没有用到这本书中讲的技巧。如果你现在没有努力去运用这些技

巧，当然会体验到第一个测评表中出现的问题。

接下来需要做的，就是针对第二个评测表的结果，选出自己应该使用但是没有使用的技能，然后去复习一下过往的章节，制订一个详细的计划，在接下来的一周里努力去"重回正轨"。针对第一个测评表的结果，你也可以回顾本书第一章和第二章的内容，"温故而知新"，去调整自己目前的状态。在一周之后，你可以利用这两个测评表，对自己再进行一次检测，看看还有什么需要改善的。

1. 请根据自我测评的结果，进行自我审视：你在目前的减肥中到底遇到了哪些问题？你用到了多少在这本书中教授的技巧？你如何去改善现状呢？

2. 当你遇到短暂的挫折时，请记住一句话：我们需要用到的是"清澈心"，而不是"无尘心"。通过两个测评表，让自己"重回正轨"。

后 记

## 说过很多减肥的道理，希望你过好这一生

　　我们在第一章充分认识了减肥的常见误区。很多朋友在减肥过程中走了不少弯路，所以找到过去失败的原因就很重要。现在市场上有各种减肥方法和产品，但绝大多数减肥方法从本质上来说，都是溜溜球式的减肥，不管这种减肥方式在短时间内能不能有效，最终只会导致体重上升，越减越胖。所以我们在第一章先端正了认识，了解了好几个新概念，包括溜溜球式减肥、身体意象、情绪化进食，还有关于饮食的消极观念。端正了认识，减肥才有

可能成功。

　　第二章中，我们的目标是为减肥做好准备工作，打好基础。很多时候我们把减肥想得过于简单，认为少吃多动就可以减肥，但是忽略了其实减肥难在长期坚持。那什么样的减肥动机最利于坚持呢？你清楚你能减掉多少千克了吗？你现在对自己的胖有什么不一样的态度吗？你做到了每周只测一次体重吗？减肥是场持久战，一定要有耐心，不能急于求成。

　　第三章和第四章是减肥的行动阶段，我们学习了怎么吃、怎么动，才能事半功倍地瘦下来，而且不会太累、太痛苦。减肥就是一个数学等式，一边是能量的摄入，一边是能量的输出。大家都懂这个道理，真正重要的，是怎么不费力气地做到。所以我介绍的方法会比较保守，因为保守的变化更容易坚持下来。这些方法有"112"法则、4小时极限法则、四步情绪管理法、正念饮食、识别环境信号、低量高强度运动、附属运动等。希望你把这些方法真正融入每天的生活中去，形成新的生活习惯，这才是减肥成功的唯一出路。

　　第五章其实是我个人最喜欢的部分，因为一方面，我们在减肥过程中本来就会遇到一些其他方面的困难，比如不自信、人际压力；另一方面，这些也常常是我们希望通过减肥去解决的问题。所以掌握这些技巧，可以让我们的减肥过程更顺利，同时也能用到生活的其他方面。

相信你还会在减肥的道路上继续前行，我想给你最后三点建议，希望你在接下来的努力中，能经常想起这三点，给自己加油打气。

第一，请一定要记住，减肥从来不是一马平川的直线旅程。在减肥过程中，一定会遇到挫折，一定会遭遇反弹，一定会想去放弃，这些都是正常的，是在我们预料中的。所以你不必过分自责，更不用怀疑自己。减肥的成功与否不是用你的体重来衡量的，而是取决于你在遭遇挫败时做了什么选择。

第二，请一定要记得，正面的身体意象和实际的体重并没有太大关系，你要爱护自己的身体，接受自己的身体，感恩自己的身体，才会更有机会养成健康的生活习惯，成功瘦下来。所以不论你现阶段的减肥成果如何，请珍惜自己的身体。

第三，请不要忘记，你是胖是瘦，跟能不能潇洒地生活并没有直接关系。如果你有生活目标，请从今天做起，去追求自己的梦想，不要让肥胖成为你的借口。这样你的减肥之路反而可能会更加顺利。